鼻専門医が教える「熟睡」を手にする最高の方法

THE BEST WAY TO
GET A GOOD NIGHT'S SLEEP

黄川田 徹 医師・
鼻のクリニック東京理事長

日本経済新聞出版

「寝つきが良くない」

「夜中に何度も目が覚める」

「寝ても疲れが取れない」

「日中に眠くなり、集中力が低下する」——。

本書を手に取ってくださったみなさんは、
こうした悩みをお持ちだと思います。
実は、これらの原因の1つに、
寝ている間に起きる**「鼻づまり」**が考えられます。
「鼻づまり」を改善することで睡眠の質を高め、
結果、仕事や日常でのパフォーマンスを上げていく。
これが鼻専門医である私の提案であり、
本書の目指すゴールです。

図 0-1 pick up!「かくれ鼻づまり」チェックリスト

あなたの「鼻」にトラブルはないか、
まずは次の項目をチェックしてみてください。

睡眠中

- □ いびきをかくことがある
- □ 口を開けて寝ている
- □ 夜中に目を覚ます

寝起き、日中

- □ 寝起きが悪い
- □ 朝起きたときに疲労感が残っている
- □ 昼間に眠くなる

身体の状態

- □ 食べるときによく噛まずに飲み込んでいる
- □ 匂いに鈍感だと感じることがある
- □ 運動するとき、息苦しい

1つでも思い当たったら要注意!

はじめに —— 睡眠と「鼻」の切っても切れない関係

なぜ、鼻専門医が睡眠について語るのか。
不思議に思う読者の方もいるでしょうか。
しかし、睡眠の質と「鼻」には切っても切れない関係があるのです。

睡眠に関する書籍がベストセラーになったり、テレビ番組で睡眠について頻繁に特集が組まれたりすることからもうかがえるように、近年は睡眠について多くの方が高い関心を持つようになっています。
かつては睡眠時間を削って努力することを称えるような風潮もあり、「24時間戦えますか」というテレビCMが流れた時代もありましたが、いまは「心身を健康に保つためには、十分な睡眠をとることが必要だ」という認識が一般的です。「日々の仕事でしっかりパフォーマンスを発揮したい」と考え、そのために「より良質な睡眠をとろう」と心がける人も増えているのではないでしょうか。

「寝つき・寝起きが良くない」「夜中に何度も目覚めてしまう」「寝ても疲れが取れない」「日中に眠くなり、集中力が低下する」といった状態は、いわゆる「睡眠障害」といわれるものです。

睡眠障害の原因として考えられるのは、一般的にはストレスや生活リズムの乱れのほか、服用している薬の影響、アルコールやカフェインなどの嗜好品の影響、騒音や光といった環境の影響などが挙げられます。また、さまざまな病気による身体の痛みやかゆみ、頻尿や咳といった症状が睡眠障害を招くこともありますし、こころの病気と密接に関わる睡眠障害もあります（厚生労働省「e-ヘルスネット」）。

しかし、**睡眠障害の大きな原因の1つ**に、別のある事柄があることはほとんど知られていません。

大きな原因の1つ、**それが「鼻」**です。

本書ではこの「鼻」にフォーカスして、熟睡を手にする方法を解説していきます。

■海外ではもはや常識。鼻トラブルと睡眠障害の関係性

海外では10年ほど前から鼻のトラブルと睡眠障害の関連を調べた論文が出ていたのですが、国内で注目を集めるようになってきたのはここ1～2年ほどのことです（＊1。以下＊は巻末の「主要参考文献」参照）。

ここでいう鼻のトラブルとは、スギやヒノキ、イネ科植物などによる**花粉症**のほか、ハウスダストなどを原因とする**アレルギー性鼻炎**、その他の**慢性的な鼻炎**、**副鼻腔炎**《びくう》**（蓄膿症）**などを指します。みなさんの中にも、「季節ごとに花粉症に悩まされている」「鼻炎持ちで鼻水、くしゃみ、鼻づまりなどに困ることがある」という方が多くいらっしゃるのではないでしょうか。

花粉症や慢性的な鼻炎に悩んでいる方の多くは、「頭がぼんやりする」「疲れやすい」「疲労感が抜けない」と感じているのではないかと思います。従来、このような症状

が出るのは、鼻炎治療薬の副作用で眠くなることが主な原因だと考えられてきました。
しかし**花粉症の時期に集中力や仕事の能率が落ちてしまうのは、実のところ、睡眠障害が関与**している可能性が高いのです。

■鼻がつまると眠りが浅くなり、寝ても疲れが取れない

花粉症などの鼻のトラブルによって、なぜ睡眠障害が起きるのか?

ごく簡単にいえば、**「鼻がつまると息苦しさで自分では気づかないうちに脳が覚醒し、睡眠の質が悪化する」**からです。これが、鼻のトラブルによって睡眠障害が起きる仕組みです。

鼻は生命維持に直結する呼吸機能を担っており、鼻がつまって口呼吸になっていると十分な酸素を取り込めなくなります。睡眠中に鼻がつまれば、その苦しさから眠りが浅くなりますから、「熟睡できない」「寝ても疲れが取れない」ということになり、日中に眠気をもよおしたり強い疲労を感じたりするわけです。このような状態では、

図 はじめに-1　鼻づまりのため眠りが浅い人が7割以上！

Q. 鼻づまりのために眠りが浅いことはありますか？

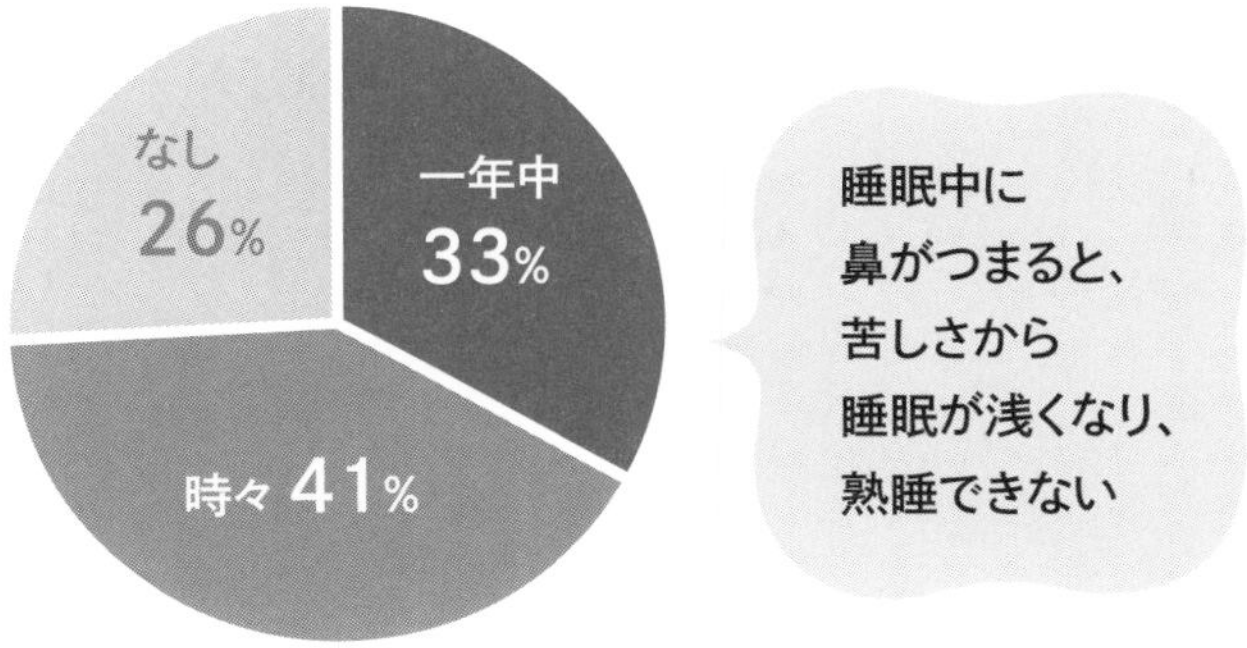

期間：2019年1月1日～2019年12月31日／対象：初診問診（成人）3023人

仕事に集中することができないのも無理はないでしょう。

鼻の専門病院である私どものクリニックを受診した成人の患者さんについて見てみると、初診時の問診で**鼻づまりのため眠りが浅いことがあるという方は74％**にのぼっています。

■自覚症状のない「かくれ鼻づまり」の人も多い

鼻炎による睡眠障害の怖さは、本人がまったく気づいていないケースが多いことにあります。「鼻がつまっていれば、苦しいのだから自然に気づくものなのでは？」と考えるかもしれませんが、そうともいえないのです。

まず、慢性的に鼻がつまり気味の人の場合、鼻がつまっている状態が当たり前になっていて、**「自分の鼻がつまっている」という自覚がない**ことがあります。

鼻づまりというと「鼻が完全にふさがって、鼻ではまったく呼吸できないような状態」をイメージする人もいます。しかしそこまでの状態でなくても、「鼻のみで呼吸することができず、**口で呼吸を補う必要**がある」という方は、鼻づまりを起こしていると考えられます。

もう1つ知っておきたいのは、就寝中だけ鼻がつまる**「かくれ鼻づまり」**の人がたくさんいることです。

鼻炎は、一般に日中はあまり症状がひどくなく、**睡眠中に悪化**しがちです。このため、「自分は鼻炎だ」という自覚がまったくなく、鼻炎を放置している人は少なくありません。「かくれ鼻づまり」の人は、自分の睡眠の質が悪く日中のパフォーマンスが劣化していることに気づいていない可能性があります。

■チェックリストで確認！　あなたの「鼻」は大丈夫？

詳しくは序章以降でご説明しますが、鼻づまりによる睡眠障害が起きているかどうかを判断するのに一番わかりやすいチェックポイントは「いびき」です。**いびきをかくことがあるという人は、睡眠中に鼻づまりが起きている**と考えていいでしょう。

また、いびき以外にも、鼻づまりによる睡眠障害の有無をチェックするポイントはたくさんあります。ひとり暮らしの方や「同居家族はいるけれど、寝室は別々」という方など、いびきをかいているかどうかわからない方も、まずは「『かくれ鼻づまり』チェックリスト」に当てはまる項目がないかどうかチェックしてみてください（図はじめに―2）。

身体の状態

- □ 自覚症状の有無を問わず、「鼻炎」と診断されたことがある
- □ 鼻水をよくかむ
- □ 食べるときによく噛まずに飲み込んでいる
- □ 匂いに鈍感だと感じることがある
- □ 運動するとき、息苦しい
- □ あごが小さく、歯並びが悪い
- □ ぜんそくや気管支炎など、気道粘膜のトラブルを起こしやすい

子どもはここも注意！

- □ 口をポカンと開けていることが多い
- □ 小学生になってもおねしょをすることがある
- □ イライラしたりキレたりしやすい
- □ 姿勢が悪く前かがみ気味
- □ 読書など集中することが苦手
- □ 落ち着きがない

※「子どもの鼻づまりチェックリスト」詳細は図7－1参照

図 はじめに-2 「かくれ鼻づまり」チェックリスト

睡眠中

- □ いびきをかくことがある
- □ 口を開けて寝ている
（うっすら開いている場合も注意。特に早朝）
- □ 呼吸が止まることがある
- □ 頻繁に寝返りを打つ
- □ 夜中に目を覚ます

寝起き

- □ 寝起きが悪い
- □ 朝起きたときに疲労感が残っている
- □ 朝起きたときに口やのどが渇いている

日中

- □ 口で呼吸をしていることがある
- □ 昼間に眠くなる
- □ 集中力に欠けたり、集中できる時間が短かったりする

■睡眠の質を取り戻し、集中力や能率をアップさせよう

チェックリストを見て、ご自身やご家族について「もしかして、寝ている間に鼻がつまっているかも……」と思った方も多いはずです。

鼻づまりによる睡眠障害が起きているとすれば、質の良くない睡眠によって**心身に負担**がかかり続けるのはもちろん、**集中力が出せなかったり仕事の能率が落ちたりする**ことになりますから、放置することはおすすめできません。

また、**お子さんに睡眠障害**が起きている可能性がある場合は、積極的に改善に取り組んでいただきたいと思います。**成長過程にある子どもの場合、睡眠の質の悪化による影響が非常に大きい**と考えられるからです。

本書では、まず鼻づまりの怖さ、鼻づまりによる睡眠の質の劣化がみなさんのパフォーマンスを劣化させている可能性についてご説明した上で、鼻づまりをもたらす原因となる病気にどのようなものがあるのかを解説。その上で、鼻づまりをどのよう

に改善していけばよいかを考えていきます。病院で受けられる治療だけでなく、みなさんが**日常生活の中で簡単にできる対処法**として、「鼻の洗浄」については特に詳しくご紹介していきます。

私が鼻づまり治療に取り組み始めたのは、40歳で大学病院を離れ、静岡県浜松市に50坪ほどの小さな耳鼻科クリニックを開業したときからです。それまでは耳や頭頸部の手術を多く手がけ、特に頭頸部がんを専門として手術治療に注力しており、鼻についてはほとんど治療経験がありませんでした。

しかしクリニックを開業してみて気づいたのは、非常に多くの方が慢性の鼻炎や副鼻腔炎の症状に悩んで来院されることでした。一方、一般的に開業医が行う治療は吸引やネブライザー（粘膜を収縮させる薬などを霧状にして吸入させる機器）、飲み薬のような一時的な効果しかない治療法ばかり。このような治療で効果がない患者さんは、大学病院や総合病院で2～4週間の入院が必要な大がかりな手術治療を受ける必要がありました。

ほかの医療が急速に進化している一方で、**慢性鼻炎や副鼻腔炎の治療は数十年もの間、ほとんど進化していなかった**のです。

そのことに衝撃を受けた私は、安全性が高く、効果に優れ、身体的な負担が少なく子どもにも適応でき、入院不要な手術治療を目指そうと決意しました。手術治療方法の開発や、当時は珍しかった内視鏡の導入などを進め、1991年に全身麻酔による日帰り手術を行う専門施設を開設。その後も、短期入院に適した独自の手術方法や手術に使用する機器の開発に取り組み、手術時間の短縮、患者さんの身体への負担軽減のために工夫を重ね、2008年には東京にも鼻科手術の日帰り全身麻酔手術の専門施設を開設しました。

かれこれ30年ほど鼻の手術治療に邁進し、開業以来、鼻の手術を受けていただいた方は約1万4000人にのぼります。1人の方が複数件の手術を受けることもよくあり、これほど多くの鼻の手術を手がけたケースは、世界的に見ても珍しいのではないかと思います。

そして鼻の手術治療を行う中で気づいたのが、**鼻づまりと睡眠の関係**でした。

多くの方が鼻づまりのために睡眠の質を悪化させていること、子どもの鼻づまりが時として心身の成長に深刻な影響を及ぼしていることは、まだ正確に知られていないことです。

本書を通し、鼻づまりによって睡眠の質が悪化するリスクについての理解が広がり、読者のみなさんがご自身やご家族のパフォーマンスをアップさせるための一助となれば幸いです。

2021年2月

黄川田 徹

鼻専門医が教える「熟睡」を手にする最高の方法

目次

第2章

「悪い睡眠」のサイン❶口呼吸

第3章

「悪い睡眠」のサイン②いびき

第4章

「熟睡」を手にする鼻づまり解消術❶鼻炎薬の特性と効果

第5章

「熟睡」を手にする鼻づまり解消術❷家庭でできる鼻洗浄

第6章

「熟睡」を手にする鼻づまり解消術 ❸ 手術という選択肢

第7章

「睡眠の乱れ」が子どもの心身に与える影響

装幀◎井上新八
本文設計・DTP・イラスト◎千葉さやか（株式会社パンクロ）
編集協力◎千葉はるか（株式会社パンクロ）
校正◎内田翔

序章

「寝ても疲れが取れない」なら「鼻」を疑え

1 鼻トラブル解消でパフォーマンスがアップ

「デスクワークで集中力が続かず、仕事の能率がなかなか上がらない」
「真面目に会議に臨んでいるのに、途中で眠くなってついウトウトしてしまった」
「疲れがしっかり取れない日が続き、やる気が起きにくくなっている」

こういった悩みをお持ちの方も多いでしょう。30代、40代、50代と年齢を重ねてくれば「トシのせいだから仕方がない」と感じたり、「仕事がたて込んでいるから疲れるのも無理はない」と考えたりして、半ばあきらめている方もいるのではないかと思います。

しかし、みなさんの仕事のパフォーマンスが低下しているのは、実は**睡眠中だけ鼻がつまる「かくれ鼻づまり」**のせいかもしれないのです。

40代の自営業のAさんは、自分が口呼吸をしていることに気づき、家族から「そのままにしないほうがいいのでは」と指摘されて私どものクリニックに来院しました。「日々の生活で特に困っているわけではない」というものの、調べてみると鼻炎による鼻づまりがあることがわかり、治療することになりました。

治療後のAさんに訪れたもっとも劇的な変化は、慢性的な疲れがなくなり、**頭がスッキリして集中力が増し**て、仕事のパフォーマンスが大きく改善したことでした。

「子どもの頃から『身体が弱い』といわれていて、自分でも体力がないほうだという自覚はありました。授業中はしょっちゅう居眠り、社会人になってからは仕事から帰宅するとそのままうたた寝の日々。3、4時間寝ていることも珍しくありませんでした。眠いときにうたた寝をしたり、休日にゴロゴロ1日中寝ていたり、外出しても疲れやすいのでこまめに座って休んだりというのは、私にとって当たり前のことでした。それが鼻炎の治療をしてから、日中の眠気がすっかりなくなって……」

まったくうたた寝をしなくなり、家族からも「最近、変な時間に寝なくなったね」

と驚かれたというAさん。

「寝起きが悪く、朝に頭がぼんやりするのも自分の体質だと思っていたのが、治療後は**目覚まし時計が鳴ればパッと目が覚める**ようになりました。うたた寝しなくなったぶんだけ活動できる時間が増えたのはもちろん、日中も以前より頭がスッキリしていて、集中力が高まったと感じます。これまでは仕事中に頭が冴えないことが多く、疲労感が強いときはパソコンのミスタッチも多かったのですが、治療後はそれも減りました」

Aさんは、いままで当たり前だった身体の重さや日中の眠気がなくなり、仕事の効率が大きく改善したことで、初めて自分の睡眠の質が悪かったことに気づいたといいます。

「**自覚がなかった**だけで、いくら寝ても疲労が取れない状態だったんだと思います。あのとき治療していなかったらと思うと、ゾッとします」

2 集中力と鼻トラブルの相関関係

鼻の不調は、一体どれほど私たちのパフォーマンスに影響しているのでしょうか？

ここで、私どものクリニックに2015年7月〜2017年10月に来院し、後に鼻の手術治療を受けた16歳以上の患者さんのうち、術後6カ月以上経過した326人について調査したデータをご紹介しましょう。

調査は、「鼻炎と結膜炎患者のクオリティー・オブ・ライフ（生活の質）調査票／RQLQ（S）」という鼻炎について幅広く使われている標準的な調査票を使い、患者さんご自身に記入してもらって行いました。

「目・鼻以外の諸症状」については、**「だるさ」「のどの渇き」「能率の低下」「眠気」「集中力の低下」「頭痛」「疲労困憊」**の7項目について、記入時点までの1週間でこれらによって「どの程度お困りでしたか」と尋ね、「全然困らなかった」から「極度に困った」までの7段階で回答してもらっています。

初診時の調査結果を見ると、「集中力の低下」について困っていた方（少々困った〜極度に困った）は59・9％もいらっしゃいました。同じく、「能率の低下」に困っていた方は55・9％、「眠気」に困っていた方は61・3％、「だるさ」に困っていた方は44・0％、「疲労困憊」で困っていた方は48・3％にのぼっています。

また、この調査の「睡眠」の項目では、**「なかなか寝つけない」「夜中に目が覚める」「満足な睡眠がとれない」**の3項目について、記入時点までの1週間で鼻の症状のために「睡眠をとる際どの程度お困りでしたか」と尋ね、同じく7段階で回答してもらっています。

初診時の調査では、「なかなか寝つけない」ことに困っていた方が41・8％、「夜中に目が覚める」ことに困っていた方が41・4％、「満足な睡眠がとれない」ことに困っていた方が56・3％という結果でした。

これらのデータから、鼻づまりで来院する患者さんは「寝つけない」「夜中に目が覚める」「満足に睡眠がとれない」といった悩みを持っているケースが多く、鼻づまり以外に集中力の低下や能率の低下、眠気などでも困っている方が非常に多いということがおわかりいただけるでしょう。

では、これらの悩みは手術治療後に**どのように変化した**のでしょうか？

術後6カ月時点で同じ調査票に記入してもらったところ、「集中力の低下」に困っていると回答した方は23・2％、「能率の低下」に困っている方は18・9％、「眠気」に困っている方は24・2％、「だるさ」に困っている方は19・1％、「疲労困憊」で困っている方は19・6％へと、それぞれ**大幅に割合がダウン**しました。

睡眠については「なかなか寝つけない」ことに困っている方が13・9％、「夜中に目が覚める」ことに困っている方が13・6％、「満足な睡眠がとれない」ことに困っている方は19・0％と、これも大幅に割合が減少しています。

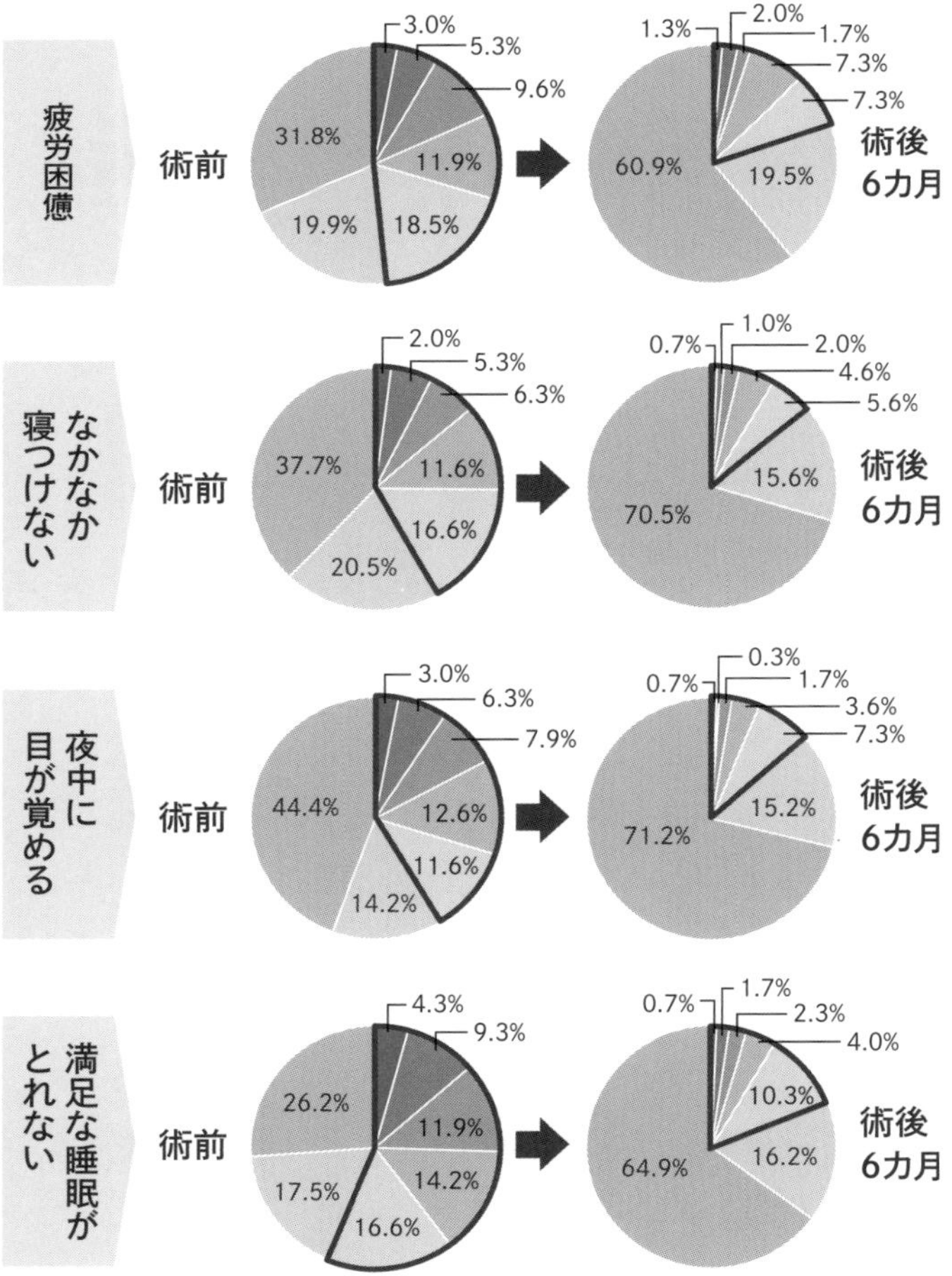

期間：2015年7月〜2017年10月／対象：16歳以上の手術患者326人

図 序 - 1　鼻づまりの治療で「生活の質」が大きく改善

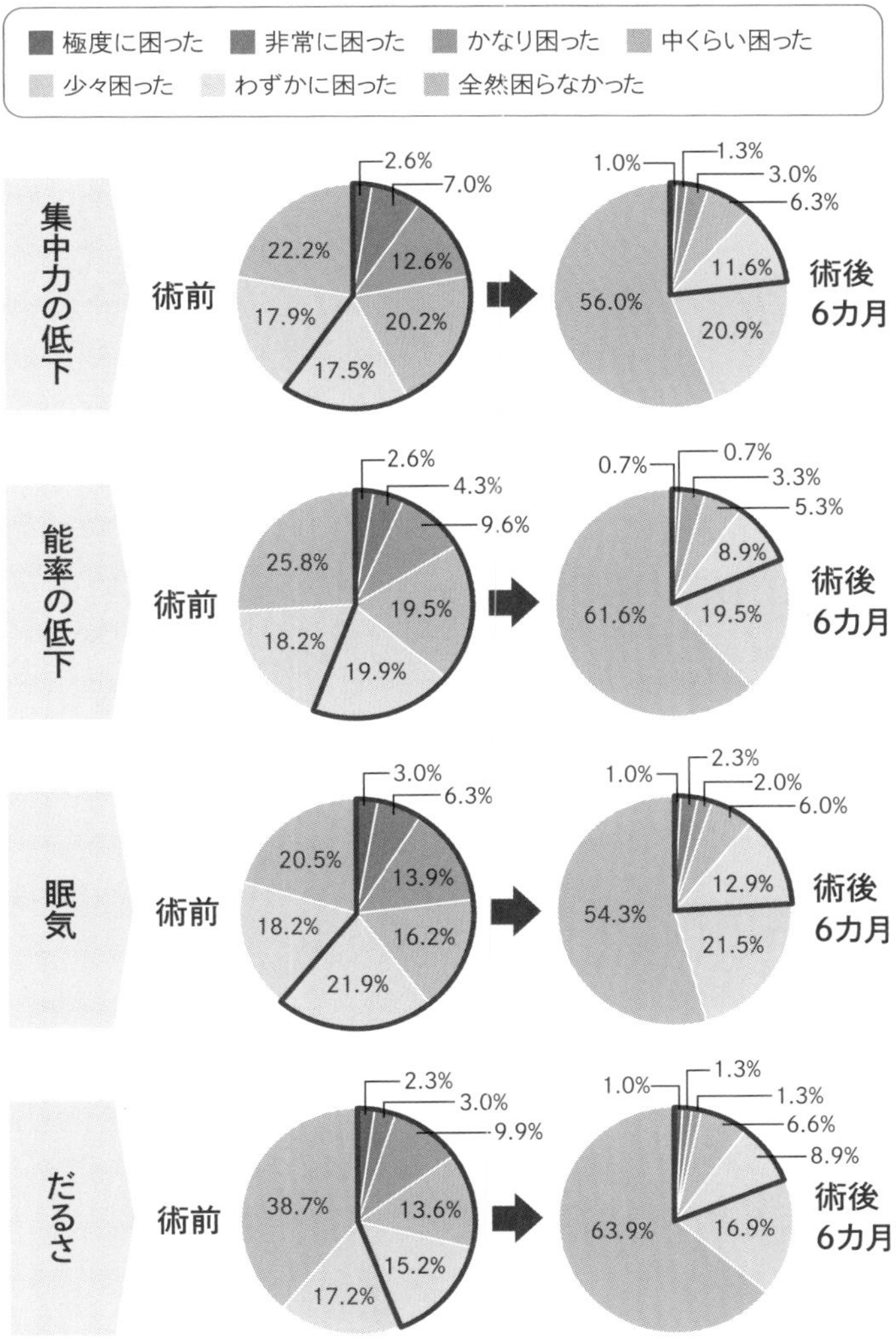
極度に困った
非常に困った
かなり困った
中くらい困った
少々困った
わずかに困った
全然困らなかった
集中力の低下
術前
2.6%
7.0%
12.6%
20.2%
17.5%
17.9%
22.2%
1.0%
1.3%
3.0%
6.3%
11.6%
20.9%
56.0%
術後
6カ月
能率の低下
術前
2.6%
4.3%
9.6%
19.5%
19.9%
18.2%
25.8%
0.7%
0.7%
3.3%
5.3%
8.9%
19.5%
61.6%
術後
6カ月
眠気
術前
3.0%
6.3%
13.9%
16.2%
21.9%
18.2%
20.5%
1.0%
2.3%
2.0%
6.0%
12.9%
21.5%
54.3%
術後
6カ月
だるさ
術前
2.3%
3.0%
9.9%
13.6%
15.2%
17.2%
38.7%
1.0%
1.3%
1.3%
6.6%
8.9%
16.9%
63.9%
術後
6カ月

調査結果から見て取れるのは、**鼻づまりの治療が生活の質を大きく向上**させるということです。鼻そのものの悩みだけでなく、睡眠の悩みの解消につながるほか、集中力や能率の低下、疲労などを防ぐ効果もあることがおわかりいただけるのではないかと思います。

実際、当院で鼻づまりの治療を受けた患者さんからは、鼻づまりが改善したというだけでなく、Aさんのように「疲れにくくなって仕事のパフォーマンスが上がった」「集中力が高まった」というエピソードや、**お子さんのケースでは「成績が上がった」**というお話をうかがうことが少なくないのです。

第1章

仕事も人生も、毎日の「睡眠の質」で決まる

1 本当は怖い睡眠不足。「眠い」だけではすまされない

鼻づまりで来院する患者さんの多くが「寝つけない」「夜中に目が覚める」「満足に睡眠がとれない」といった悩みを持っていることからもうかがえるように、**鼻づまりはときに深刻な睡眠障害をもたらします。**

通常「睡眠障害」というと、なかなか寝つけない（入眠困難）、夜中に目が覚める（中途覚醒）、早朝に目が覚めてしまう（早朝覚醒）、眠りが浅くて熟睡できない（熟睡障害）といった症状を総称する**「不眠症」**や、睡眠時無呼吸症候群などの**「睡眠呼吸障害」**、日中に過剰な眠気が出る**「過眠症」**、睡眠中に足がむずむずしたり、じっとしているのが不快だったりするなど異常な感覚が起きる**「レストレスレッグス症候群」**などのことを指します。

このうち「睡眠呼吸障害」の怖さは、息苦しさから脳が覚醒を繰り返し、睡眠の質

図 1-1　主な睡眠障害

不眠症	適切な時間帯に寝床で過ごす時間が確保できているにもかかわらず、睡眠の質の低下があり、日中に生活の質が低下している状態。寝床に入ってもなかなか眠れない「入眠困難」、夜中に目が覚めてしまう「中途覚醒」、早朝に目が覚めてしまう「早朝覚醒」、眠りが浅く回復感がない「熟睡障害」などがある
過眠症	日中に過度な眠気が見られる。覚醒機能低下による一時的なもの（ナルコレプシーなど）のほか、睡眠の質の悪化により十分に休息できず日中に眠気が出るケースもある
睡眠呼吸障害	大きないびきをかき、睡眠中に呼吸が停止する「睡眠時無呼吸症候群」など
レストレスレッグス症候群	足がむずむずしたり、じっとしているのが不快だったりするなど異常な感覚が起きて睡眠が阻害される

が低下して心身が十分に休めなくなることにあります。「夜中に目が覚める」という自覚があって悩む方もいますが、**脳が覚醒を繰り返していることに気づいていない**ケースも少なくありません。「睡眠時間はしっかり確保できているから大丈夫」と思い込んでいる方も、実は**睡眠の質が悪く、慢性的な睡眠不足状態**になっている可能性があるわけです。

本章では、鼻づまりに端を発する「睡眠不足状態」に対して理解を深めるため、睡眠不足が私たちの心身にどのような影響を及ぼすのかを詳しく見ていきましょう。

2

睡眠時間が5時間未満の人はウイルス感染しやすい

感染症などへの抵抗力を保つためには、適度な運動やバランスの良い食事、そして十分な睡眠による心身の休息が必要だといわれます。

睡眠と感染症との関係を考える際、参考になるのが、カリフォルニア大学サンフランシスコ校精神医学分野講師のアリク・プラザーによる**睡眠と免疫システムの関係を調べた実験**です。

プラザーは164人の健康な男女（18〜55歳）を集め、睡眠を測定したのち、全員を隔離して鼻の中に風邪の原因となるライノウイルスを入れました。そしてウイルスを入れた後の1週間、被験者を研究所で過ごさせ、血液、唾液、鼻水、免疫抗体などを分析してウイルスに感染して風邪を引いているかどうかを調べたのです。

この実験で興味深いのは、ウイルスを入れるまでの1週間の睡眠時間により参加者を4つのグループ（睡眠時間5時間未満、5～6時間、6～7時間、7時間以上）に分けたところ、**睡眠時間と感染率が比例**していたことです。ウイルス注入前1週間の睡眠時間が短いほど感染する確率は高く、**「5時間未満」のグループの感染率が45％**に達した一方で、**「7時間以上」のグループの感染率は15％**にとどまりました。

鼻づまりの患者さんにふだんの様子を聞くと、「風邪を引きやすい」という方が多い傾向があります。そして、手術治療で鼻づまりが改善すると「あまり風邪を引かなくなった」という方が少なくありません。

もちろん、鼻づまり以外にも風邪に関連する要因は多々ありますから、このような患者さんのコメントだけをもとに鼻づまりと風邪の関係を論じることはできないでしょう。しかし、睡眠時間とライノウイルス感染率の関係を踏まえると、風邪やインフルエンザなどの**感染症に備えるには睡眠を十分にとることが推奨**されるべきであり、そのためには鼻づまりの改善による良質な睡眠の確保にも意識を向ける必要があるということはいえるのではないかと思います。

3 慢性的な睡眠不足は徹夜と同じこと

序章では私どものクリニックの患者さんのデータをご紹介し、鼻づまりがある患者さんに睡眠障害があり、集中力などが低下していることを示しました。

睡眠不足が集中力を奪うことについては、多くの実験が行われています。たとえばカリフォルニア大学バークレー校教授で睡眠科学者のマシュー・ウォーカーは、著書『Why We Sleep:The New Science of Sleep and Dreams』(邦題『睡眠こそ最強の解決策である』SBクリエイティブ/桜田直美訳)において、「ほんの少しでも睡眠が足りなくなると、真っ先に影響を受ける脳の働きは、『集中力』だ」と指摘しました。

同書でも紹介されているペンシルベニア大学ペレルマン医学大学院睡眠・時間生物学研究所教授のデーヴィッド・ディンゲスの実験では、被験者が睡眠時間をさまざまに調整され、毎晩8時間睡眠をとれるグループと、3日間まったく眠らない「徹夜続き」

のグループ、そして「慢性的な睡眠不足」のグループとして1日の睡眠時間が4時間のグループと6時間のグループで比較が行われました。テストは、ボタンが光ったりパソコンの画面が光ったりしたら、ある一定の時間内に対応するボタンを押すというもので、反応の正確さと反応速度の両方を測定し、被験者の集中力を測っています。

この実験結果を要約すると、①8時間睡眠のグループは2週間にわたってほぼ完璧なパフォーマンスを発揮した一方、②睡眠を減らされたグループは全員が反応速度の低下があっただけでなく、数秒程度「まったく反応しなくなる」状態になったこと、そして③6時間睡眠を10日間続けたグループは24時間起きていたグループと同レベルにまでパフォーマンスが低下し、また実験中、パフォーマンスが継続的に低下し続けた、という3点がポイントとして挙げられます。

②の「まったく反応しなくなる」状態が発生することをもって、ディンゲスは「マイクロスリープ」を発見したとされます。マイクロスリープとは、本人が自覚しないようなほんの短い間、**脳が外界の情報を取り入れることができなくなる**状態で、完全に眠り込んでしまう「居眠り」とは異なります。

マイクロスリープが危険なのは、そのほんの数秒が、交通事故のような重大な結果を引き起こすことがあるからです。マイクロスリープは慢性的な睡眠不足が続くことにより発生することがわかっており、具体的には、**日常的に睡眠時間が7時間に満たないとマイクロスリープが起きる**とされます。

③については、慢性的な睡眠不足が徹夜したのと同じレベルまでパフォーマンスの低下を招くということ、そして慢性的な睡眠不足が続けばパフォーマンスの低下が止まらないという点に注目すべきでしょう。

4 自分の症状に気づいていない人も多い

問題は、③のような事実について、**睡眠不足が常態化している方の多くが気づいていない**ことです。先にご紹介したAさんのケースのように、鼻づまりによって睡眠障害が起きているにもかかわらず、それに気づくことがなく、慢性的な睡眠不足状態になっている方は少なくありません。Aさんは自分の睡眠の質が悪いことはもちろん、パフォーマンスが低下していることにも気づいていなかったわけですが、これは珍しいケースではないのです。

これについては、ウォーカーが重要な点を同書で2つ指摘しています。

睡眠時間によるパフォーマンスの変化を研究した複数の研究結果に共通する「睡眠不足の最も大きな害」として、ウォーカーは「被験者たちは、自分の能力がどれくらい低下していると思うかと尋ねられると、全員が低下のレベルを過小評価していた」

ことを挙げています――「これはたとえるなら、バーで飲みすぎた人がふらふらの足どりで車のキーを握り、『酔ってないから運転ぐらいできる』と言い張っているようなものだ」。

もう1つは、「基準がリセットされる」という現象です。「数ヵ月から数年にわたって慢性的に睡眠不足の人は、低下した自分の状態に慣れてしまう。反応が鈍く、ぼんやりしていて、エネルギーが低い状態が、自分の普通だと思ってしまうのだ。そのため、慢性的な睡眠不足のせいで自分の能力が下がり、少しずつ健康がむしばまれていることに気づかない」「この状態になると、睡眠不足と心身の不調を結びつけられる人はめったにいない」と同書では述べられています。

睡眠中に鼻づまりが起きていることや、それによって睡眠障害がもたらされ、慢性的な睡眠不足状態になっていることに気づいていない人が多い理由は、まさにここにあるのでしょう。もしかすると、みなさんやみなさんの身の回りの方の中にも「**エネルギーが低い状態が、自分の普通**だと思って」しまっている人や、「少しずつ健康がむしばまれていることに気づかない」人がいるのではないでしょうか。

5 睡眠不足だと怒りっぽくなりがち

睡眠不足は、集中力を削り、仕事や勉強などに取り組む際のパフォーマンスを低下させるだけではありません。人間にとって重要な**感情のコントロール力、創造性や社交性なども、睡眠不足によって損なわれる**ことがわかっています。

ウォーカーは、睡眠不足によってなぜイライラしやすくなるのかを解明するため、MRIを使った実験を行っています。被験者となる健康な若い大人を2つのグループに分け、1つのグループは一晩徹夜し、もう1つのグループは通常通り睡眠をとった上で、カゴや流木などの感情的にニュートラルな写真と燃える家やこちらに襲いかかろうとしているヘビなどネガティブな感情を引き起こす写真をあわせて100枚見せ、MRIで脳をスキャンして2つのグループの反応の違いを調べたのです。

この結果、徹夜で睡眠不足になっているグループの被験者は、**脳の扁桃体と呼ばれ**

る部位の反応が60％増幅されていることがわかりました。扁桃体は「怒り」の感情を司っており、ストレス反応とも関係します。一方、睡眠をとったグループは同じ写真を見ても扁桃体の反応は抑えられていました。実験結果が示唆するのは、睡眠不足によって扁桃体の反応が過剰になれば、**イライラしやすくなる**ということです。

企業社会においてコミュニケーション力の重要性が説かれ、一方でハラスメント防止への意識が高まる中、マネジメントを担う層の方には感情をコントロールする力を身につけることが求められるようになっています。

感情をコントロールできるようになるためには、一般に怒りに対処するためのアンガーマネジメント法を学ぶといったアプローチをとるケースが多いのではないかと思いますが、**睡眠不足の状態が継続すれば感情のコントロールが難しくなる**ということがはっきりしたいま、睡眠の質に目を向けることも必須といえるかもしれません。

ウォーカーは、職場において睡眠不足が生産性や創造性に与える影響を調べるため、実際に仕事に近いタスクを用いた実験も行っています。

具体的には、留守番電話を聞くといった単純作業から、問題解決能力と創造性が必要とされるプロジェクトの遂行までさまざまなタスクを用意し、「睡眠不足の被験者」と「睡眠を十分に取っている被験者」それぞれに自分がどのタスクをやりたいかを選んでもらうというものです。

この実験の結果を分析し、ウォーカーは「いちばん簡単な仕事を選ぶのは、きまって睡眠不足の被験者だった」と述べています。睡眠不足の人々は常に楽な道を選び、創造的な解決策をほとんど思いつかないのだというのです。

ウォーカー自身も指摘しているように、このことだけで「睡眠不足だと楽な仕事を選ぶ」と判断することはできません。睡眠を軽視する人は、そもそも楽な道を選ぶ性格だという可能性もあるからです。しかしウォーカーは、楽な仕事を選んだ人物に対し、睡眠が十分な状態で同様に仕事を選んでもらうという実験も行いました。すると、今度は難しい仕事も選ぶようになったといいます。

さまざまな研究結果をもとに、ウォーカーは睡眠不足であれば「生産性が下がり、モチベーションが下がり、創造性が下がり、幸福度が下がり、怠惰になる。しかもそれだけでなく、倫理観まで下がるということがわかっている」としています。

ビジネスパーソンとして本来持っているパフォーマンスを十分に発揮しながら前向きに仕事に取り組みたいと考えるなら、**睡眠不足の状態を解消することは急務**だと考えたほうがよさそうです。

6 肥満、高血圧、糖尿病のリスクも高まる

ここまでは、睡眠障害による寝不足状態が免疫システムや日々の生活にどのような影響を与えるのかを見てきました。

鼻づまりに伴う睡眠障害についてもう１つ知っておくべきなのは、それが中長期的に身体をむしばみ、**さまざまな合併症を招く**リスクがあることです。

鼻がつまって口呼吸になると、口が開いて舌がのどの奥に落ち込みます。同時に、のどの筋肉の緊張が緩み、のどが狭くなります。こうして**狭くなったのどを空気が通過すると、のどの組織が振動**して「いびきをかく」のです。ですから、**いびきをかいているということは、鼻がつまって口呼吸になっていることの現れ**だと考えていいでしょう。

図1-2　いびきの仕組み

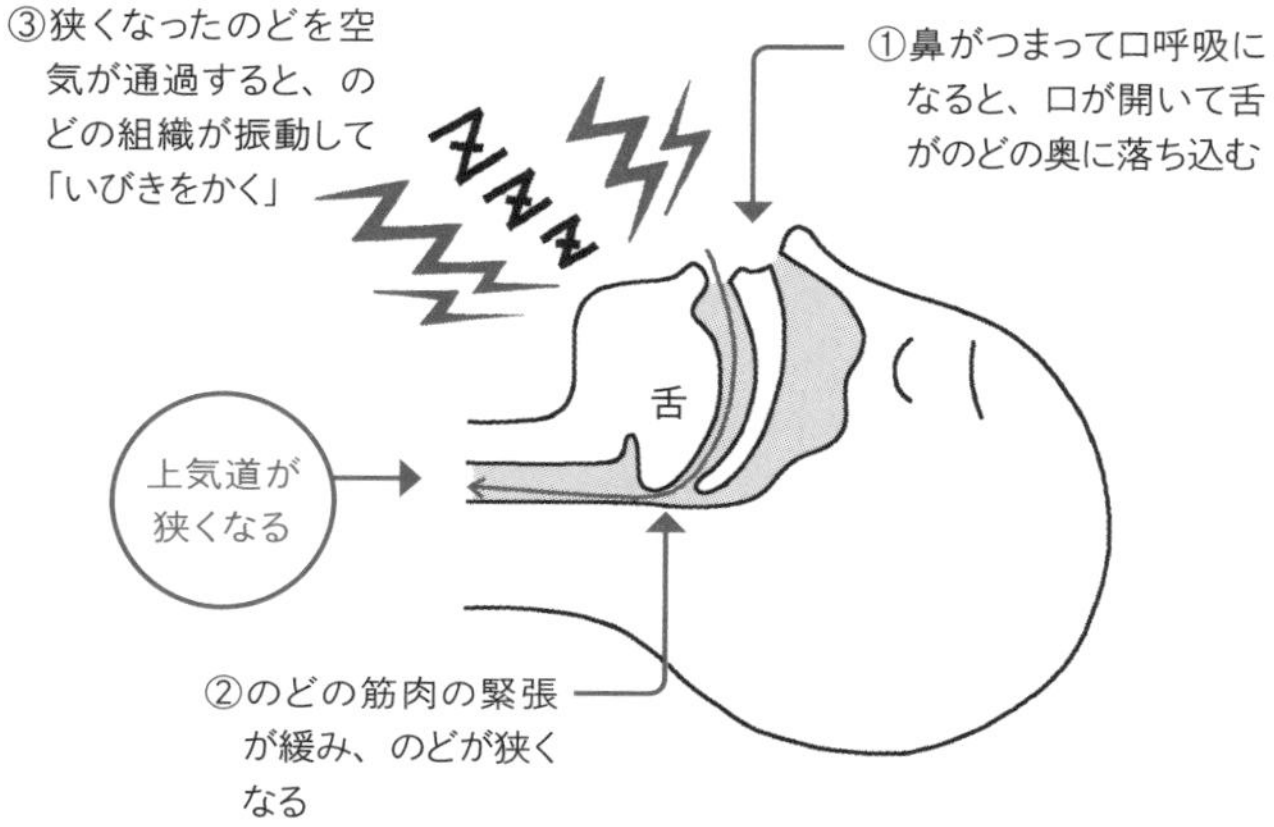
③狭くなったのどを空気が通過すると、のどの組織が振動して「いびきをかく」
①鼻がつまって口呼吸になると、口が開いて舌がのどの奥に落ち込む
舌
上気道が狭くなる
②のどの筋肉の緊張が緩み、のどが狭くなる

そしてこのような状態がもっとひどくなり、**気道がふさがってしまう**と、その間は呼吸ができなくなります。これが**「睡眠時無呼吸症候群」**です。呼吸ができず苦しく感じると睡眠が浅くなり、それによって筋肉が緊張すると気道が開いて呼吸できるようになりますが、眠りが深くなりかかるとまた筋肉が緩んで気道がふさがり、呼吸ができなくなる——という状態を繰り返すので、**一晩中、熟睡できない**のです。

無呼吸が続くと、血圧が高くなって循環器系に問題が起きやすくなります。

通常、交感神経は起きているときに優位になり、寝ているときは副交感神経が優位になるということはみなさんご存じでしょう。これに伴い、血圧は早朝から上昇し、睡眠中には低下します。

ところが睡眠中に無呼吸状態が発生すると、**苦しさから脳が覚醒**してしまい、交感神経の働きが強くなって血圧が上昇します。呼吸が再開するとこれが元に戻ります。一晩中、これを繰り返すことによって、睡眠時無呼吸症候群の方は**就寝中に血圧の変動が続く**ことになります。睡眠時無呼吸症候群の合併症の1つに高血圧があるのですが、夜間に大きな血圧変動を起こすという特徴が見られるのはこのためです。夜間に急激な血圧変動を繰り返すわけですから、**心臓や血管への負担が非常に大きくなる**のです。

睡眠時無呼吸症候群は、**動脈硬化**をもたらすことも知られています。睡眠中、酸素が十分に身体に届かない状態が続くために血管が炎症を起こすことが動脈硬化を進行させる要因といわれます。

動脈硬化はさまざまな病気を引き起こします。心筋梗塞や狭心症などの心疾患のほか、脳梗塞、脳出血、くも膜下出血などの脳血管疾患、大動脈解離や慢性腎臓病などを発症しやすくなるのです。

また、睡眠時無呼吸症候群と診断されるほどの状態ではなくても、睡眠不足状態が続けばさまざまな疾病リスクが高まります。

厚生労働省が公表している「健康づくりのための睡眠指針２０１４」（厚生労働省健康局、平成26年3月）では、**睡眠不足が肥満、高血圧、糖尿病、循環器疾患、メタボリックシンドロームなどを発症する危険性を高める**ことや、睡眠時間を短くする実験において不安や抑うつ、被害妄想などが生じたり、感情調整力や建設的思考力、記憶力等を保つ上で重要な**認知機能の低下**が起きたりすることが説明されています。

短期的にも中長期的にも心身の健康を保ち、持てるパフォーマンスを十分に発揮するには、質の良い睡眠を十分にとることが欠かせないのです。

第2章
「悪い睡眠」のサイン❶口呼吸

1

本来、呼吸は鼻でするもの

「口呼吸が身体に良くない」ということは、意外に知られていないものかもしれません。そもそも呼吸について意識することがなく、**自分が鼻と口のどちらで呼吸をしているのかを自覚していない方も多い**のではないでしょうか。

先にご紹介した40代の自営業Aさんは、私どものクリニックで診察を受けるまで「鼻がつまっている」と思っていなかったそうです。Aさんは、鼻づまりというのは風邪を引いたときなど「鼻が完全にふさがってしまった状態」のことだと考えていました。ふだんから呼吸は鼻でするだけでは足りず、口呼吸で補っていたのですが、それはAさんにとってはごく当たり前のことだったのです。

Aさんが「もしかして自分の鼻は正常ではないのかもしれない」と気づいたのは、趣味で通っていたピラティス教室でインストラクターから「鼻から大きく息を吸ってください」といわれ、**鼻だけでは大きく息を吸えなかった**からだといいます。家族に相談したところ「呼吸は鼻でするのが当たり前」「鼻だけで呼吸が足りていないのはおかしいのでは」といわれ、「一度、鼻の状態を調べたい」と考えて来院したということでした。

つまり、Aさんは、「鼻から大きく息を吸えない」と自覚するまで、**口呼吸になっているという認識さえなかった**わけです。

なぜ口呼吸が身体に良くないのかと尋ねられても、説明できる方は少ないのではないかと思います。「確かにいわれてみれば口呼吸になっているかもしれないけれど、それがそんなに悪いことなのだろうか」と不思議に思う方もいるでしょう。

ここで強調しておきたいのは、**呼吸は鼻でするのが当たり前**なのであって、**口呼吸は鼻呼吸の代わりにはならない**ということです。そもそも、鼻というのは生物の進化過程でごく初期の頃から呼吸を担ってきた「必需品」であり、簡単に手放せるようなものではありません。「人間は口を開ければ呼吸できるのだから、口呼吸でも構わないだろう」などと軽く考えるべきではないのです。

2

押さえておきたい呼吸の基礎知識

私たちの鼻は、呼吸において非常に高度な機能を担っています。このことを知るために、まず鼻の中の構造を見てみましょう。少し専門的な用語も含みますが、睡眠の質を改善してパフォーマンスを上げていくための**基礎知識**として、おつき合いください。

鼻の中の空間は「鼻腔」と呼ばれます。鼻腔の外側の壁には、いくつか小さな孔があり、その中には洞窟のような空洞が広がっています。この空洞を「副鼻腔」と呼びます。

鼻腔と副鼻腔は、1枚の紙にひだを寄せたような状態ですべてつながっています。鼻の入り口からのどの奥まで「鼻腔」と呼ばれるトンネルがあり、その途中に「副鼻腔」と呼ばれる洞窟があるとイメージするとわかりやすいでしょう。そしてトンネルと洞

図 2-1　鼻の構造

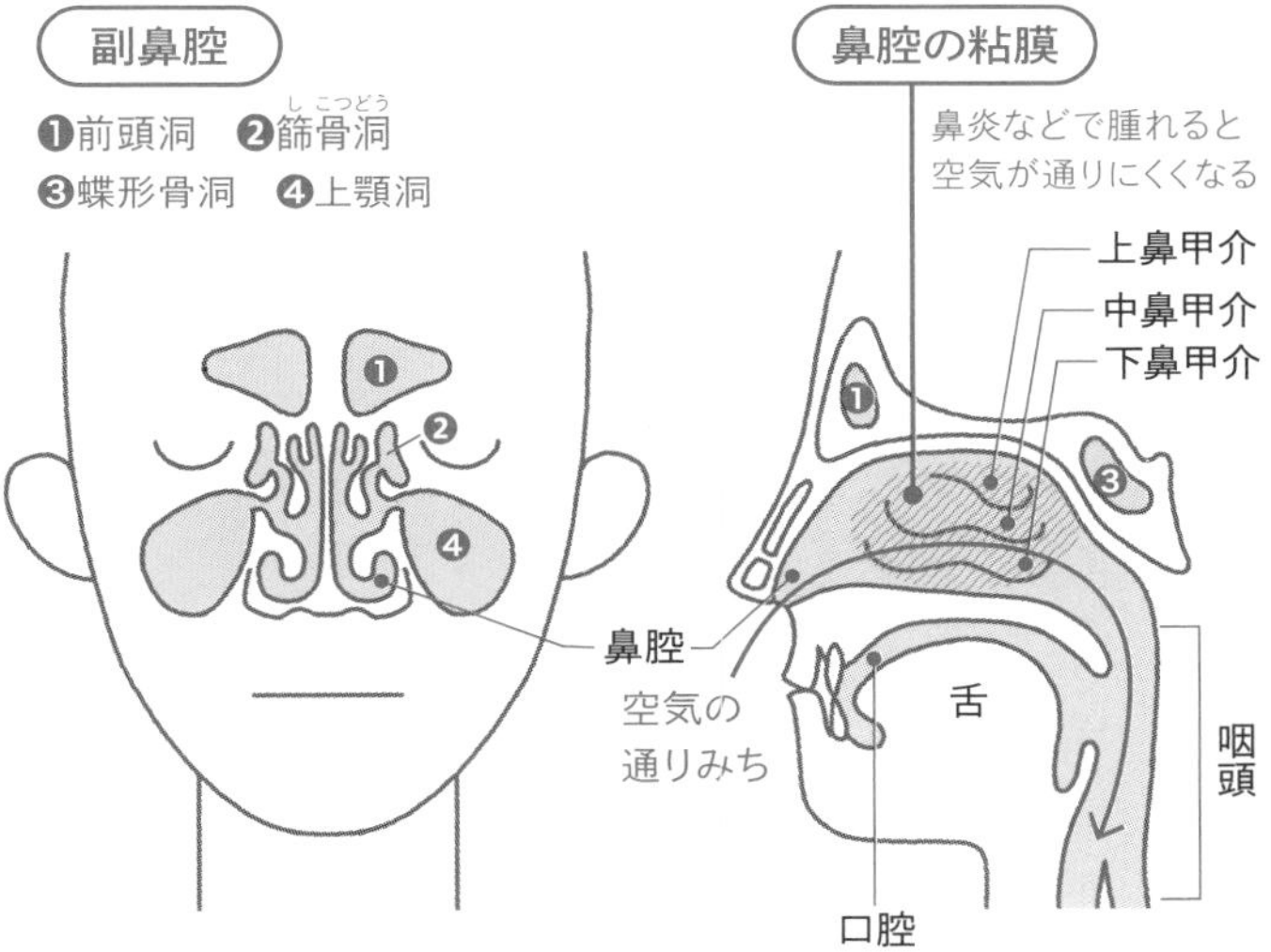

窩の「壁」は、すべて**やわらかな粘膜**で覆われています。

鼻には、主に**「呼吸器としての機能」**と**「感覚器（嗅覚）としての機能」**があります。

匂いや風味などを感じる感覚器としての鼻の役割は、花の香りや美味しそうな食べ物の匂いをかいで「いい匂いだな」と感じたり、悪臭によって食べ物の腐敗に気づいたりというように、日常生活の中で意識する場面が少なくないでしょう。

一方、呼吸については、ほとんど意識されることがないのではないかと思います。「呼吸するのに、鼻はどんな役割を果たしていますか？」と尋ねられても、答えられない方が多いのではないでしょうか。

しかし、**呼吸は生命維持の根幹を成す**ものです。**「息を吸う」のは身体の中に酸素を取り込むため**で、酸素は私たちの身体を構成する細胞の一つひとつが生存し活動するための**エネルギーを産出**するために必須のものです。

私たちのエネルギーは、**細胞内に取り込まれた栄養が酸素と反応**することによって引き出すことができます。そしてこの反応の後には二酸化炭素と水が残ります。二酸化炭素は放置すると身体に有害な酸が生じるため、すみやかに細胞の外に排出する必要があります。細胞内の二酸化炭素は血液を介して肺に集められ、「息を吐く」ことによって身体の外に吐き出されます。

3 呼吸器としての鼻の4つの機能

呼吸器としての鼻の機能は、主に4つあります。順番にご説明していきましょう。

①有害物質をシャットアウトする

空気の中には、ホコリや花粉、細菌、ウイルスなどの粒子が浮遊しています。肺というデリケートな器官に空気が運ばれる前に、これらの有害物質はできるだけ取り除かれなければなりません。

鼻に入った空気の中の粒子は、まず鼻毛によってある程度キャッチされます。そして鼻毛では捉えきれなかった粒子は、**鼻腔の粘膜を覆う粘液層が捕捉**します。粘液層には長さ5マイクロメートル（0・005ミリメートル）の微細な線毛が生えており、これらの線毛がベルトコンベアのように捕捉した粒子を粘液とともに胃に運ぶのです。胃に運ばれた粒子は、胃酸によって無害化されます。このような仕組みがあるおかげで、1マイクロメートル（0・001ミリメートル）を超える粒子は**鼻でキャッチされ、肺に入ることができません。**

②肺の中の環境を一定に保つ

鼻には**「エアコン」の役割**もあります。極寒の地でも赤道直下の灼熱の地でも、あるいはジメジメした場所でもカラカラに乾燥したところでも、私たちが鼻から吸い込んだ空気は、肺に入るまでの間に肺の中の環境に合わせて**温度37度、湿度100％近くに調節**されるのです。

鼻から吸い込んだ空気が肺に入るまでの時間は非常に短く、文字通り「あっ」という間のことです。その一瞬で温度や湿度を調整できるのは、鼻腔の両側の壁から中央に向かって突き出した突起に秘密があります。この「鼻甲介《びこうかい》」と呼ばれる突起があることで、空気と粘膜が触れる面積が確保されているのです。鼻腔を覆う粘膜の面積は、鼻甲介によって鼻腔の大きさの4倍にもなります。

③肺に出入りする空気の量を増やす

鼻呼吸は、口呼吸に比べて呼吸回数や肺に出入りする**空気の量（換気量）が多い**ことがわかっています。鼻に局所麻酔薬を吹きつけると呼吸促進作用がなくなることから、鼻の粘膜にセンサーが存在し、これが神経反射を引き起こして**肺の活動を活性化**させていると考えられています。

④肺の中を流れる血液の量を増やし、血液への酸素の取り込みを促進する

口呼吸だと鼻からの呼吸と比べて血中の酸素濃度が低くなることがわかっています。これには、鼻腔や副鼻腔の粘膜から大量に産出されている一酸化窒素が関係しています。一酸化窒素には、肺の血管を拡張させて肺の中に取り込まれた酸素を効率よく血管内に移行させる働きがあり、重症の呼吸不全に対する吸入療法にも使われます。つまり、私たちは鼻から呼吸することによって一酸化窒素を取り込み、**吸入療法と同じ効果**を得ているわけです。

4
口呼吸では酸素がしっかり取り込めない

鼻が持つ「呼吸器としての４つの機能」は、**私たちの身体が効率よく空気中の酸素を取り込むために非常に重要な役割**を果たしています。一方、口呼吸の場合は空気がのどの部分を通って肺に入ることになりますが、のどにはこれらの機能はありません。ですから、**人間は鼻が正常である限り、１００％鼻呼吸をする**のです。鼻がつまって抵抗が高まり、空気が通りづらくなると、初めて口を開けて呼吸するようになります。

日頃から口で呼吸をするのが当たり前になってしまっている方は、「鼻がつまっている」「鼻呼吸ができなくて苦しい」といった自覚がないことが多いといえます。しかし口呼吸では酸素をしっかり取り込めていないわけですから、**自覚はなくても身体は悲鳴を上げている**はずなのです。

5
「鼻づまり」の4つの原因

中長期的な睡眠呼吸障害をもたらす**「鼻づまり」を生じさせる疾病**には、これまで指摘されているものとして①鼻炎（花粉症などのアレルギー性鼻炎、非アレルギー性鼻炎など）、②副鼻腔炎（蓄膿症）、③アデノイド増殖症、④鼻中隔弯曲《びちゅうかくわんきょく》症、があります。以下、順番に見ていきましょう。

原因❶ 鼻炎――花粉症の人は通年で「かくれ鼻づまり」の可能性大

鼻づまりの多くは、鼻炎のために**鼻腔の粘膜が腫れやすくなっている**のが原因です。顔の正面から見た鼻の穴は「指を入れるのがやっと」というほど小さなものですが、その奥には縦横が数センチもある広い「部屋」があります。この部屋の「壁」、つまり鼻の粘膜が腫れると、**部屋が狭くなって空気が流れにくくなります。**これが「鼻づまり」です。

鼻の粘膜の中にはスポンジ状に血管が張り巡らされており、**血液を溜め込みやすいため、もともと腫れやすい**という性質があります。ですから、炎症によって腫れやすさが増強されると、**簡単に鼻づまりが起きてしまう**のです。

鼻炎には、風邪を引いたときのウイルス感染や季節性の花粉症などによる**急性**のもののほか、ほこりやハウスダストなどによる**通年性の「アレルギー性鼻炎」**、またアレルギーが関与しない**「非アレルギー性鼻炎」**などの**慢性鼻炎**があります。

放置されやすい慢性鼻炎

慢性鼻炎による鼻づまりは、気づかれにくく放置されやすいのが特徴です。
慢性鼻炎は**少しずつ進行**することが多いので、鼻の通りも急に悪くなるわけではなく、少しずつつまっていきます。鼻づまりが進むと無意識のうちに口呼吸で補うようになっていくので、いつのまにか**脳がリセット**され、**「鼻がつまっている状態が当たり前」**になってしまい、鼻で十分に呼吸できていないことに気づかなかったりするわけです。

また、鼻炎の粘膜には、そのときどきで**腫れ方や腫れ具合が大きく変化する**という特徴があります。あるときは鼻の右側だけがつまり、あるときは左側だけがつまるといった変化はよく見られますし、数時間ごとに鼻がつまったりつまらなかったりを繰り返すケースもあります。また、一般に慢性鼻炎は日中の症状が軽いため、**睡眠中だけ鼻づまり**になっているという方はたくさんいます。これも、鼻づまりが気づかれにくい理由です。

「かくれ鼻づまり」のメカニズム

このような腫れの変化が起きるのは、なぜでしょうか？

鼻の粘膜のスポンジ状の血管網は**「容積血管」**と呼ばれ、大量の血液を貯えられるのが特徴です。容積血管は、交感神経や化学伝達物質に反応し、スポンジのように膨らんだり縮んだりして粘膜の厚みをコントロールしながら**空気が通る量を調節する働き**を持ちます。この容積血管が血液を溜め込んで粘膜が腫れるのが「鼻づまり」です。

鼻にはもともと、数時間ごとに右と左で粘膜の腫れが移動する**「鼻のサイクル」**と呼ばれる生理現象があるのですが、この現象は容積血管の伸縮性が左右で移動するために起こるもので、鼻が右と左で交互に休んでいると考えられています。鼻炎のとき、**「左右どちらか一方だけがつまる」**という現象が見られるのはこのためです。

また、容積血管は日中に交感神経が活性化されるとノルアドレナリンにより収縮し、交感神経が緩む夜間には緩みやすくなって血液を溜めやすくなります。つまり、**鼻はもともと日中に通りが良く、就寝中は通りが悪くなりやすい仕組み**を持っているわけです。

鼻炎がなければこのような通気性の変化は問題にならないのですが、粘膜に炎症が起きると粘膜の腫れの変動幅が非常に大きくなってしまい、就寝中の通気性は無視できないレベルにまで低下します。これが、夜だけ鼻がつまる「かくれ鼻づまり」が生じるメカニズムです。「かくれ鼻づまり」の方は、日中は粘膜の腫れが少ないため、**耳鼻科で診察を受けても発見されない**ことが少なくありません。

花粉症のシーズンでなくても要注意

鼻づまりを引き起こす疾患としてみなさんが真っ先に思い浮かべるのは、**花粉症**でしょう。

花粉症は、スギ、ヒノキ、カモガヤ、オオアワガエリ、ブタクサ、シラカンバなどの花粉を原因物質（抗原）とする**アレルギー性鼻炎**です。特にスギ花粉やヒノキ花粉のアレルギーに悩む人は多く、例年、飛散時期になると**「頭がぼんやりする」「疲労感がある」「仕事に集中できない」「眠くなる」**といった症状を訴える声をよく耳にするものです。

花粉症は**「季節性アレルギー性鼻炎」**とも呼ばれます。その名前の通り、抗原となる花粉が飛散する季節に症状が強く出ます。

このほか、ダニやハウスダスト、ペットの毛などを抗原とする**「通年性アレルギー性鼻炎」**もあります。

花粉症の場合、「花粉シーズンさえなんとか乗り切れれば」と考える方が多いのではないかと思います。しかし、**くしゃみや鼻水があまり出ない時期だからといって安**

心はできないのです。それは、**季節性の症状を持つ人は、粘膜に慢性的な炎症の症状を持っていることが多い**からです。

もちろん「花粉症のシーズンだけ鼻炎になる」という人もいます。しかし私が多くの患者さんを診察していて感じるのは、「多くの人はもともと軽い症状が継続しているのにそれに気づいておらず、通年で夜間にかくれ鼻づまりが起きているのを見逃しているのではないか」ということです。

一過性の鼻炎と慢性の鼻炎は線引きするのが難しいのですが、**「花粉症のシーズンになると炎症がひどくなり、シーズンが過ぎると軽くなる」ということを繰り返すうちに、慢性的な鼻炎の症状が悪化**していく人も少なくありません。「いまは花粉症のシーズンではないから大丈夫だ」などと過信せず、睡眠障害が発生していたり、それが徐々に悪化していたりする可能性を考える必要があるでしょう。

なお、アレルギー性鼻炎とまったく同じ症状なのに、検査でアレルギーの抗原が特定できないことがあり、この場合は**「非アレルギー性鼻炎」**とされます。ただし、もともと鼻炎については花粉症を端緒としてアレルギー性鼻炎の解明が進んできたという経緯があります。その流れの中、アレルギーの抗原が特定できないものを「非アレルギー性」としてさまざまに分類してきたのですが、症状を見る限り、アレルギー性鼻炎と非アレルギー性鼻炎を明確に区別することはできません。いずれも、鼻づまりをきたす粘膜の変化という点で見れば、共通のものと考えていいでしょう。

原因② 副鼻腔炎（蓄膿症）――慢性鼻炎が引き起こす二次的炎症?

先に鼻の構造について簡単にご説明しましたが、復習すると、「副鼻腔」とは鼻腔（トンネル）の外側の壁にある小さな孔の向こうにある空洞（洞窟）のことをいいます。小さな孔のことは「自然口」と呼びます。鼻の中では、自然口を通って副鼻腔に空気が流れ込んだり、副鼻腔内でつくられた分泌液が自然口から鼻腔に排出されたりしています。

副鼻腔炎とは、この**副鼻腔に炎症**が起きた状態のことで、慢性副鼻腔炎と急性副鼻腔炎があります。副鼻腔に膿が溜まったものは、一般に**「蓄膿症」**とも呼ばれます。

慢性副鼻腔炎については、その原因に統一した見解がありません。急性副鼻腔炎の慢性化が原因とする説や、歯根部の炎症を原因とする説などがありますが、いずれも慢性副鼻腔炎の大多数を説明する根拠になるとはいえません。

私が注目しているのは、患者さんの多くが**一番つらい症状は鼻づまりだと訴えて受診**されることです。

ここまでにご説明してきたように、口呼吸になってしまうような鼻づまりは、鼻腔の粘膜が炎症によって腫れて、空気の通り道が狭くなることで起こります。副鼻腔炎は、鼻腔（トンネル）の外壁の向こうにある空洞（洞窟）の表面を覆う粘膜が炎症を起こしているわけですから、ポリープなどで鼻腔が狭くならない限り、**副鼻腔炎だけで鼻づまりを起こすことは考えにくい**といえます。

このことから、私は「慢性副鼻腔炎の多くは、鼻炎が引き起こす二次的な炎症ではないか」と考えています。

実際に慢性副鼻腔炎の患者さんの多くは、ＣＴで詳しく見ると副鼻腔に異常を認めるだけでなく**鼻腔の粘膜が厚く**なっており、自然口が狭くなっている例が多いことがわかります。また、患者さんにお話をうかがうと、**寝ている間のいびきや口呼吸、朝**

起きたときののどの渇きなど「かくれ鼻づまり」があるのではないかと思われる症状を訴える方が多いのです。

このような臨床上の知見から、私は「慢性副鼻腔炎の多くは、鼻炎によって鼻腔粘膜が慢性的に腫れることで自然口が狭くなり、副鼻腔への空気の出入りが妨げられた結果として起こるのではないか」と考えています。これに基づけば、鼻づまりを訴える患者さんで慢性副鼻腔炎がある場合には、慢性副鼻腔炎だけに注目するのではなく、**おおもとになっている鼻炎の弊害**にも配慮する必要があるといえます。

原因❸ アデノイド――子どもの場合

子どもの場合、鼻づまりが「アデノイド増殖症」によって起きていることもあります。アデノイドとは鼻のすぐ後ろにある扁桃組織で、鼻や口から入ってくる細菌やウイルスを捕まえる働きがあります。アデノイドは通常、**3～5歳前後にもっとも大きくなり**、それ以降は徐々に小さくなります。この**アデノイドが、鼻からの呼吸を妨げるほど大きくなった状態**を「アデノイド増殖症」といいます。鼻からの呼吸がしにくく、

口呼吸となるため、睡眠呼吸障害により「熟睡できない」「集中力が低下する」といった睡眠障害の症状を示すことがあります。

原因④ 鼻中隔の曲がり――慢性鼻炎併発にも着目

鼻腔を左右に分けている、鼻の中心にある「壁」のことを「鼻中隔《びちゅうかく》」といいます。鼻中隔は鼻の真ん中にまっすぐ位置していることはまれで、**左右どちらかに少し曲がっている人が多い**といえます。

鼻中隔の弯曲は通常、さほど問題になりませんが、弯曲の程度や場所によっては鼻の片側の通気性が低下し、鼻がつまったような感じがすることがあります。これまで、鼻中隔弯曲症は鼻づまりの主因の1つと考えられてきましたが、私は**鼻中隔弯曲症のみで口呼吸を起こしてしまうような鼻づまりになることはない**と考えています。

鼻中隔弯曲症があり、口呼吸になるような鼻づまりも起きているという場合は、そもそも**慢性鼻炎を併発**しているのではないかと考えてみる必要があります。鼻づまりの改善を目的に治療するにあたっては、慢性鼻炎にも着目する必要があるでしょう。

第3章

「悪い睡眠」のサイン❷いびき

1 いびきは「かくれ鼻づまり」の代表的症状

前章では、口呼吸の危険性と、口呼吸の原因となる鼻の疾患についてご説明しました。

睡眠中の口呼吸を疑わせる重要な症状が、**「いびき」**です。

いびきをかいているかどうかは寝ている本人にはなかなか判断できませんが、ご家族など同居の方から「いびきをかいている」と指摘されたことがあるという人は多いでしょう。毎晩いびきをかくわけではなくても、**「酔うといびきをかく」**といわれる、あるいは**「昨日は珍しくいびきをかいていたよ」**というように、時期や日によっていびきをかくという人もいるはずです。

いびきをかくのはまったく珍しいことではありませんが、**いびきが主に鼻炎による睡眠中の鼻づまりによって起きて**おり、第1章でも少し触れた**「睡眠時無呼吸症候群」**

の前駆的な状態である睡眠呼吸障害を起こしているのを示しているということはほとんど知られていません。

そもそも、鼻が通りにくくならない限り、人間は必ず鼻で呼吸をします。

口でも呼吸はできますが、鼻からの呼吸と口からの呼吸を比較した場合、**口を開けた状態の呼吸は首から上の気道の圧（上気道圧）が2・5倍に増加**することがわかっています（＊2）。気道の圧が高いということは、つまり**「息が吸いにくい」**ということです。

呼吸というのは生命維持にかかわるものですから、息が吸いにくい方法で呼吸をするというのは非常に不自然なことといえます。**人間は正常時には100％鼻呼吸で生きているものであり、口を開いて呼吸することはありません。**

2 悪化した状態が「睡眠時無呼吸症候群」

しかし睡眠中に鼻腔の粘膜が腫れ、空気が通りづらくなると、息苦しさのために口を開けて呼吸をし始めます。口を開けると舌がのどに落ち込んだり、のどの筋肉が緩んだりして、のどは狭くなります。**狭くなったのどを空気が通ると、のどの組織が振動**して音が出ます。**この音が「いびき」**です（図1―2参照）。そして、この状態が悪化すると、睡眠時無呼吸症候群となります。

ひとり暮らしの場合や家族と寝室を分けているケースでは、睡眠中の自分の様子を知る機会がなかなかないため、自分がいびきをかいていることや睡眠時無呼吸症候群であることに気づいていない人は少なくないでしょう。

睡眠時無呼吸症候群の自覚症状としては、睡眠時間をきちんと確保しているのに起

図3-1 睡眠時無呼吸症候群の仕組み

睡眠中に舌根が落ち込んで上気道をふさいでしまう

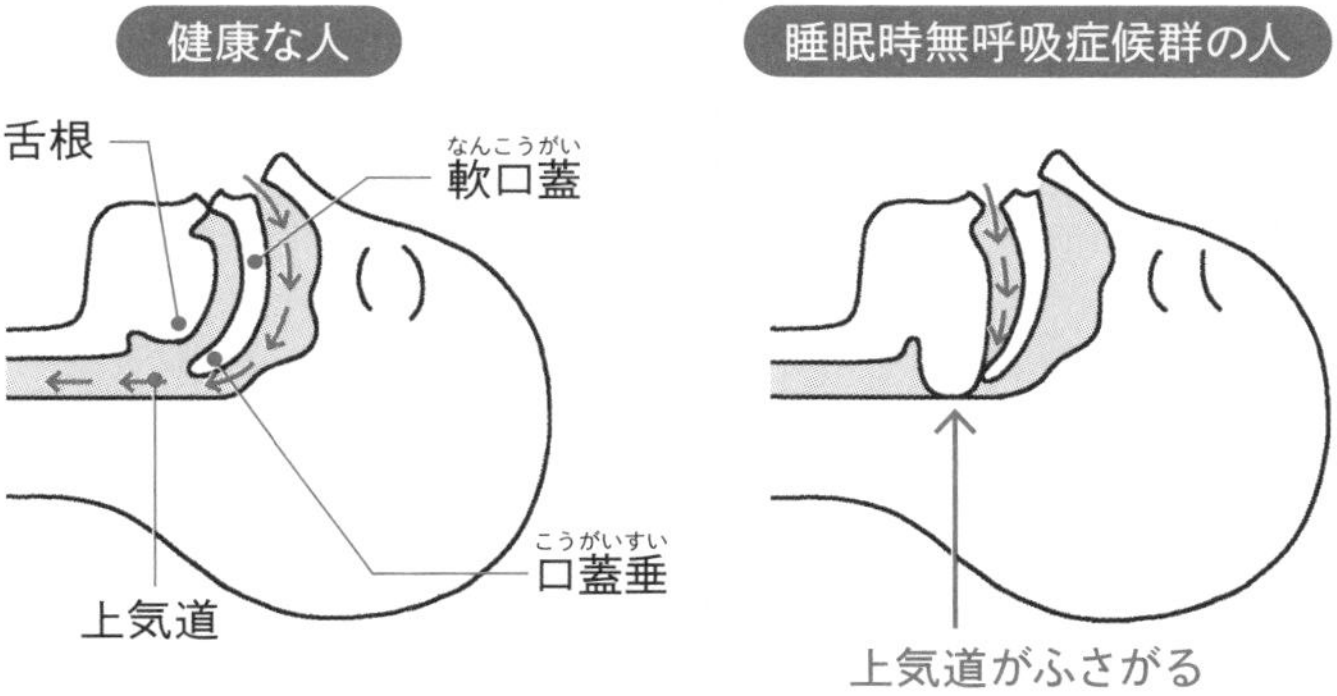

きたときに疲れが取れていなかったり、**日中に我慢できない眠気**に襲われたりすることが知られています。

睡眠時無呼吸症候群は睡眠障害の1つで、睡眠中にいびきや無呼吸を何度も繰り返すのが主な症状です。「無呼吸」とは10秒以上にわたって呼吸が止まる状態のことを指します。みなさんのご家族の中に**「大きないびきをかいて寝ていて、ときどき呼吸が止まる」**という方がいれば、睡眠時無呼吸症候群を疑う必要があるでしょう。

3

男性の4人に1人が睡眠時無呼吸症候群

呼吸が止まれば息苦しくなりますから、自分では気づかなくても**脳は覚醒**してしまいます。一晩中そのような状態が繰り返されれば、眠りが非常に浅くなって心身が必要とする休息がとれなくなるのはもちろんのこと、**睡眠中に酸素が行き渡らない**状態が長期にわたり続くわけですから、当然、身体を痛めることになります。

日本に住む人を対象とした調査によれば、**中等度～高度の睡眠時無呼吸症候群は男性の24%（約4人に1人）**、女性は閉経前で1・5%、閉経後は10%が持っているといいます。このほか男性では40～50歳代が半数以上を占めるというデータもあります（*3）。

睡眠時無呼吸症候群は、**働き盛りのビジネスパーソンに多い**病気といえるでしょう。

先ほどご説明したメカニズムからわかるように、いびきと睡眠時無呼吸症候群は、もとは同じ疾患です。

かつてはいびきと睡眠時無呼吸症候群は別のものとして考えられていましたが、2010年頃には複数の論文により、**いびきをかくことが睡眠時無呼吸症候群の手前の状態**であることがはっきりと示されるようになりました(*4)。

もちろん、いびきをかいている人が睡眠時無呼吸症候群と診断されるほどの状態まで悪化するかどうかはケース・バイ・ケースです。しかし、いびきをかいている人の睡眠の質が悪いこと、それによって心身に負担が生じていることは間違いありません。

私の経験では、睡眠呼吸障害の患者さんの大部分には、慢性鼻炎を疑わせる所見が見られます。このことから私は、**「鼻づまりを原因とする口呼吸による舌根沈下が、睡眠中のいびきや睡眠時無呼吸症候群を引き起こしている」**と考えています。

そもそも、鼻から呼吸していれば、筋肉の緊張によってのどは開きます。ですから私は、男性の4人に1人が睡眠時無呼吸症候群を持っているという有病率の高さの背景に大きな要因として「かくれ鼻づまり」があるのではないかと疑っているのです。

睡眠障害にはさまざまな要因がありますが、熟睡感がない、夜間に覚醒してしまう、寝ても疲れが取れないといった自覚症状があり、いびきや無呼吸が見られる場合には、**鼻炎による鼻づまりから睡眠呼吸障害を起こしている**のではないかと疑う必要があるでしょう。

また日中にさほど自覚症状がない方も、いびきをかくことがあるのであれば、やはり睡眠呼吸障害が起きている可能性があり、安心はできません。

4 肥満との関係性は？

いびきや睡眠時無呼吸症候群は、肥満の人がなりやすいといわれます。これは、**肥満の人は仰向けになるとのどが狭くなりやすい**ため、睡眠中に口呼吸になって舌が落ち込んだりのどが緩んだりしたとき、のどがふさがってしまうからです。

実は、鼻づまりの程度と睡眠時の呼吸障害の重症度に直線的な関係はありません。**「鼻づまりがひどければひどいほど、睡眠呼吸障害もひどい」というわけではない**のです。これはなぜかといえば、睡眠呼吸障害の程度には、鼻づまりの程度だけでなく**「のどが狭くなりやすいかどうか」という要素**が絡むからです。

つまり、肥満は睡眠呼吸障害を悪化させる要因になりますが、肥満のみで睡眠時無呼吸症候群になるわけではなく、あくまでも「鼻づまりのせいで口呼吸になる」ことがいびきと睡眠時無呼吸症候群の原因だと考えられます。

家族から「いびきがひどい」「寝ている間に息が止まっていることがあって心配」などと指摘され、睡眠時無呼吸症候群を疑っている方は、一度、病院で診察を受けたほうがいいでしょう。

このときに悩むのは「どの診療科を受診すればよいのか」だと思います。睡眠時無呼吸症候群が疑われる状態の場合、自覚症状としては「熟睡感がない」「夜に何度も目が覚めてしまう」といったものが多く、内科や睡眠外来のある病院などを受診するケースが多いでしょう。

実際に睡眠時無呼吸症候群であるかどうかの診断を受けたとして、**問題はその先**です。**睡眠時無呼吸症候群と鼻炎の関係はほとんど知られておらず、**「一度、耳鼻科の診察を受けてはどうか」とアドバイスされることは、まずないのではないかと思います。

5 鼻づまりが改善すればCPAPからも解放される？

現在、睡眠時無呼吸症候群の治療法として確立しているのは「CPAP療法（経鼻的持続陽圧呼吸療法）」です。これは、鼻と口、あるいは鼻だけをシリコン製のマスクで覆い、ホースを通して空気圧を調節した空気を送り込むことで気道を広げるというもので、睡眠時は専用の機械を常に装着することになります。

CPAPは睡眠呼吸障害そのものを治療するための方法ではなく、**のどが狭くなって息苦しくなるのを空気を送り込むことによってカバー**するという方法ですから、基本的にはずっと使い続けることになります。出張や旅行のときなどにも機械を持ち歩く必要があるため、CPAP療法は**患者さんの負担が重くなりがち**です。

一方、睡眠呼吸障害の原因の1つとなっている鼻炎の症状が改善でき、**睡眠中の鼻呼吸を取り戻す**ことができれば、**CPAPを使い続ける必要がなくなる**可能性もあり

図 3-2 CPAP療法のイメージ

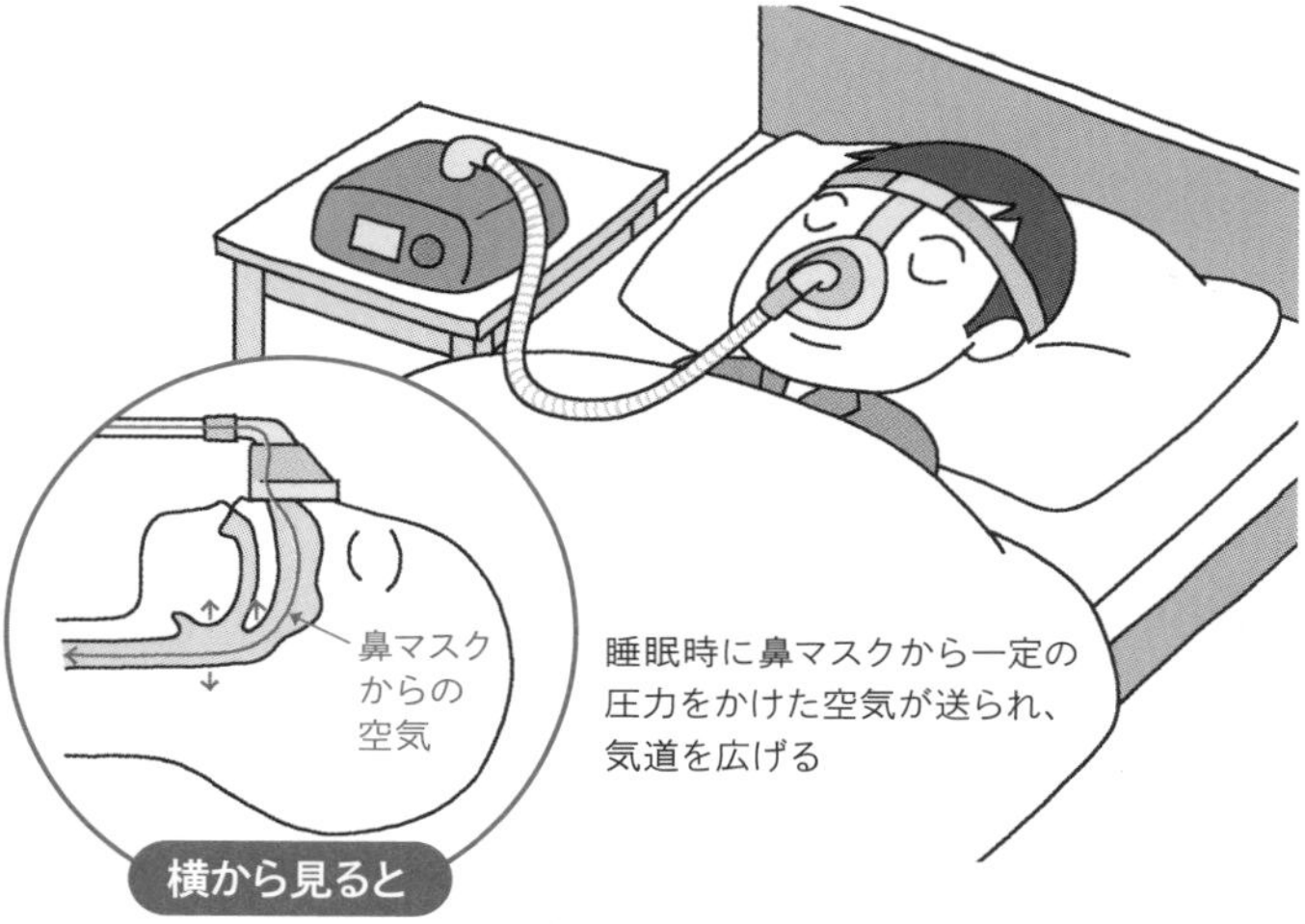
鼻マスクからの空気
睡眠時に鼻マスクから一定の圧力をかけた空気が送られ、気道を広げる
横から見ると

ます。CPAPを必要とする人の多くは、口蓋垂（のどちんこ）が長く垂れ下がっており、周囲の粘膜が分厚くなって、のどが狭くなっています。これは、慢性的な口呼吸によるのどの陰圧（ものを引き込む力）によって、呼吸のたびに口蓋垂が気管に引き込まれた結果と考えられます。ですから、鼻からの呼吸でのどが開いて陰圧が生じない状況をつくれば、のどの粘膜の分厚さも改善してくる可能性があるでしょう。

6 ときどきいびきをかく人はどうなのか

毎晩いびきをかいているわけではなく、「たまにいびきをかくことがある」という人も多くいます。

このうち、「お酒を飲んだ日はいびきをかく」のには理由があります。**アルコールには、鼻の粘膜の腫れを引き起こす作用**があるのです。

もともと鼻炎を持っている人の場合、粘膜の腫れの振れ幅が大きくなり、お酒を飲んでいない日と比べて鼻づまりが悪化することになります。逆にいえば、「お酒を飲んだ日はいびきをかく」という方はもともと鼻炎を持っており、口呼吸が起こりやすいと考えられます。

1週間に1度程度、あるいは月に1回程度というように、「たまにいびきをかく」という方がいるのは、鼻炎という疾病が持つ**「変動性」**という特徴が大きく関係しています。

鼻炎がある人の鼻の粘膜の腫れ具合は、常に変動しており、たまにいびきをかく人の場合、**そのときだけ「いびきをかくほどの鼻づまり」が起きている**と考えられるのです。ですから「ときどきいびきをかく」という方も、鼻づまりを疑い、必要なら治療を受けることをおすすめします。

7 鼻づまりのピークは睡眠中。日中の検査では発見されにくい

鼻の粘膜の変動性については、実のところ、医学の世界でもあまり注目されていませんでした。これに関していくつか論文が出てきたのは最近のことで、それによって少しずつ、鼻炎を持っている人であっても日中は粘膜の腫れが少なく、腫れがもっともひどくなるのは睡眠中であるということがわかってきたところです(＊5)。

意外に思われるかもしれませんが、非常に身近で多くの人が悩む疾病であるにもかかわらず、**鼻炎というのは診断が難しい**という特徴があります。これは、**日中は粘膜の腫れがほとんど見られない**ケースがあるためです。

病院で鼻炎の程度を調べるときは、左右の鼻の通気度を検査するのが一般的です。これは、鼻で呼吸し、そのときの気流の速度と鼻腔前後の気圧差を測定して鼻腔抵抗を算出することで「鼻のつまり具合」を客観的に調べるというものです。

しかし繰り返しご説明しているように、日中は鼻の粘膜の腫れがもっとも少ない時間帯にあたります。病院で検査するのは日中ですから、鼻炎の程度をそこで決めてしまうのは的外れということになります。

鼻炎には、**症状が重い人ほど粘膜の腫れの変動幅が大きい**という特徴がありますから、本来、鼻炎の程度を調べるには睡眠中の状態を検査する必要があります。しかし睡眠中の鼻腔抵抗を病院で一人ひとり調べる簡単で確実な方法はなく、現在のところ、このような検査は研究以外では行われていません。

実際にいま耳鼻科で一般的に行われている診察は、**拡大鏡で粘膜の状態を見る**というものです。みなさんも耳鼻科に行ったとき、鼻の穴をちょっと広げて中をのぞき込まれたことがあるかもしれません。

拡大鏡を通じてチェックされているのは、鼻中隔とその下にある突起の間の部分です。通常、この部分が開いていれば「鼻づまりはない」と診断されているのではないかと思います。

ところが、鼻づまりがあると自覚して当院を受診する多くの患者さんの鼻腔の状態を見ていると、この部分は開いている症例のほうが多いのです。再三申し上げている通り、日中は腫れが一番少ない時間帯なので、鼻づまりに悩んでいる人でさえ**拡大鏡でチェックできる範囲では鼻炎を見つけられない**ケースが少なくありません。

しかし、日中であっても、**鼻の中の「ある部分」を見れば鼻炎の有無を判断**することは可能です。

この「ある部分」というのは**「下鼻道」**と呼ばれるところで、拡大鏡で見ることはできませんが、内視鏡を使えば確認できます。

私どものクリニックでは内視鏡を使って診察を行っているのですが、**「鼻がつまって困っている」といって受診する患者さんは、ほぼ100%下鼻道に腫れ**が見られます。また、最近では「下鼻道の腫れを抑えることが鼻炎の改善に有効である」とする論文も発表されています(＊6)。

こうした論文や、クリニックでの検査や問診、患者さんの治療経過などを考え合わせ、私は**「下鼻道の腫れは、睡眠中に『かくれ鼻づまり』を起こす鼻炎を持っている**

図 3-3　下鼻道の腫れが鼻炎の証拠

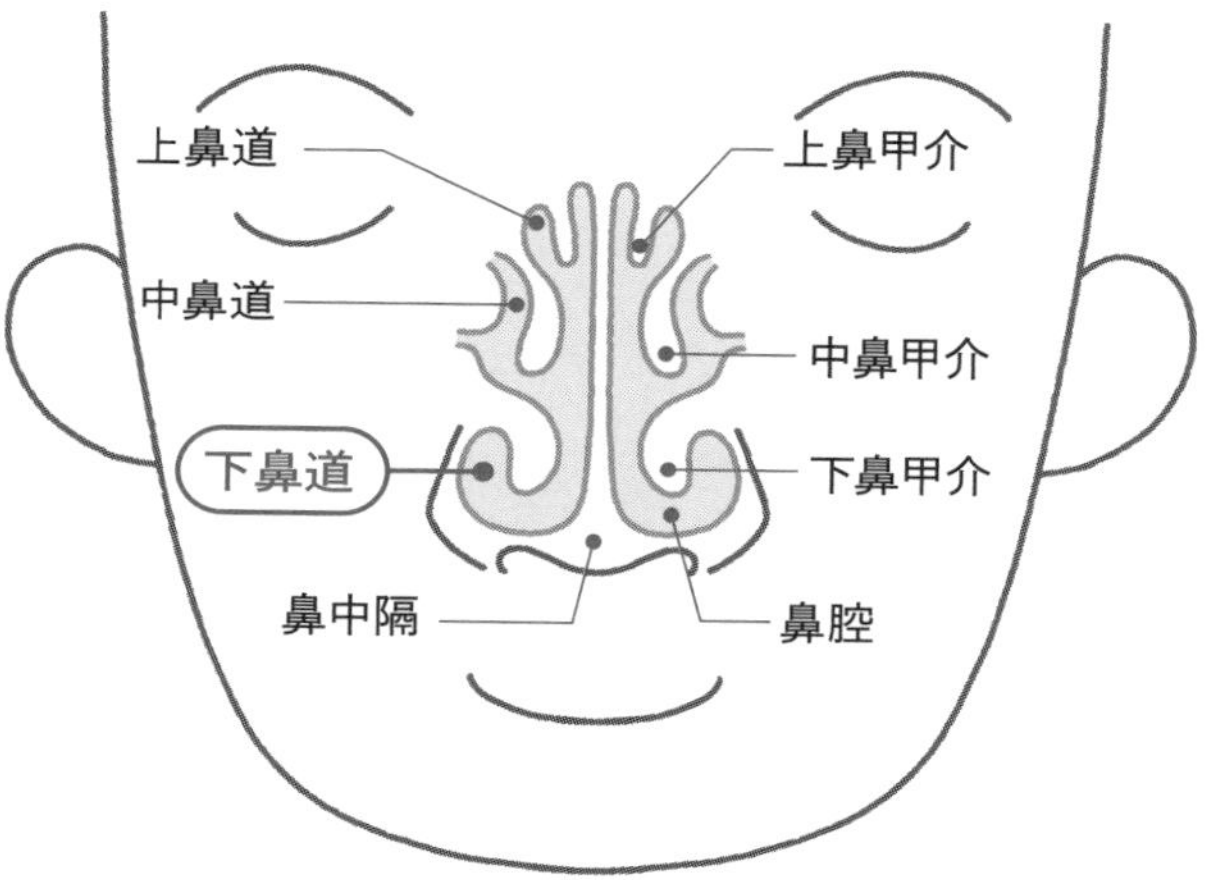

証拠になる」と考えています。

下鼻道に腫れがあるケースでCTを撮影すると、鼻中隔粘膜も腫れて厚くなっていることがわかります。慢性鼻炎の人は、鼻腔粘膜全体が腫れて厚くなるために鼻腔が狭くなり、これに変動性の大きい粘膜の腫れが加わると口呼吸になると考えられます。

もし「鼻炎かもしれない」と思ったら、設備を整え、しっかり見るべきポイントを見て診断できる病院で診察を受けたほうがいいでしょう。

8 症状を訴える人の7割は「睡眠の質」が悪い

鼻づまりと睡眠呼吸障害の関係について、メカニズムを中心にご説明してきましたが、ここで私どものクリニックを受診した患者さんのデータをご紹介したいと思います。

図3―4は、2019年1月から12月までの1年間に来院した成人3023名、小児458名を対象に、初診時の睡眠障害に関する調査結果を集計したものです。

成人の場合、「眠りが浅い」という**睡眠障害の自覚がある方は「一年中」という回答が33%、「時々」という回答が41%**です。

「いびき」については「一年中」という回答が36%、「時々」という回答が28%、「わからない」という回答が21%でした。

「睡眠時無呼吸」については「一年中」という回答が10%、「時々」という回答が13%、「わ

初診問診（小児）

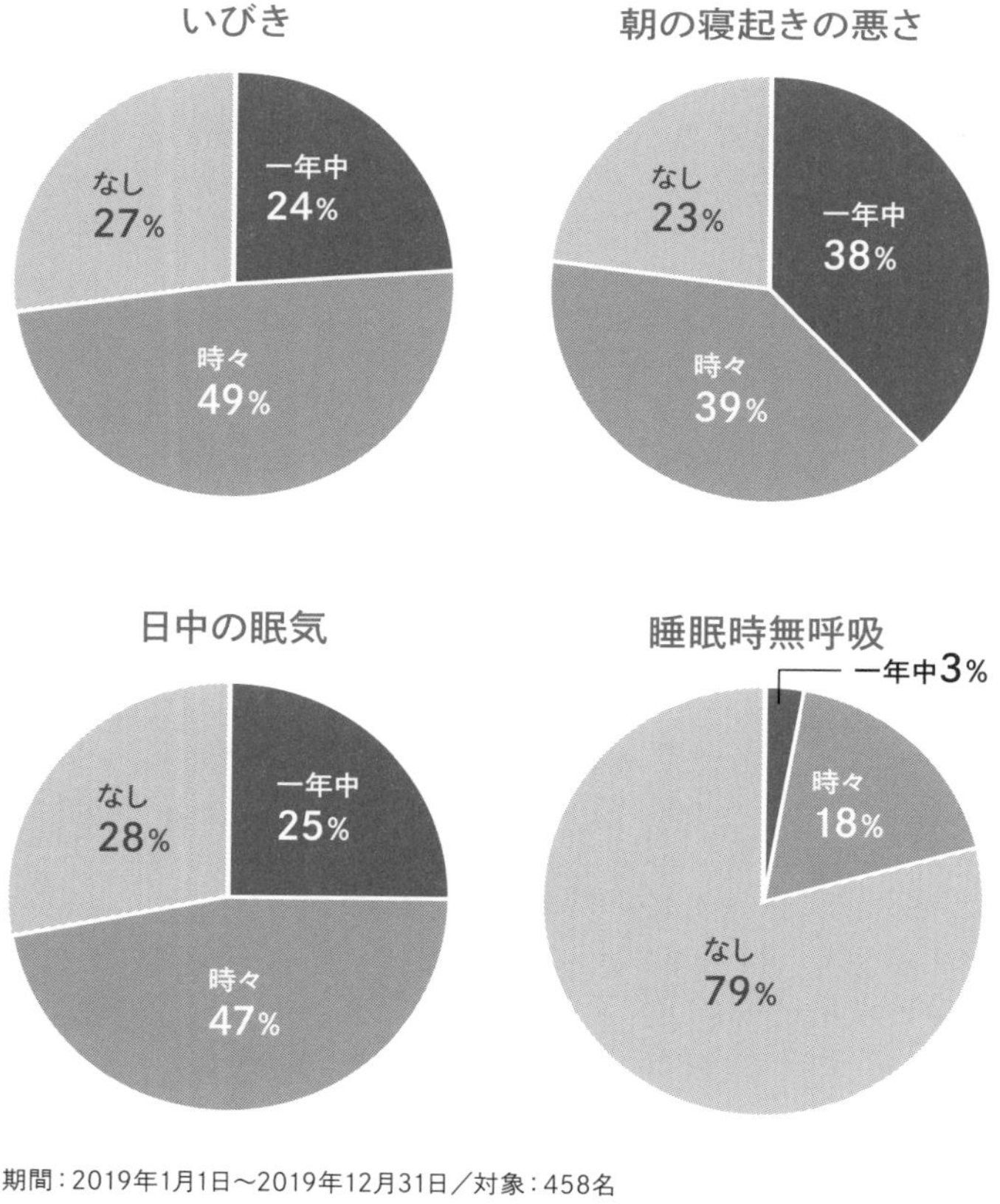

期間：2019年1月1日～2019年12月31日／対象：458名

図 3-4 鼻づまりの患者さんの約7割に睡眠障害がある

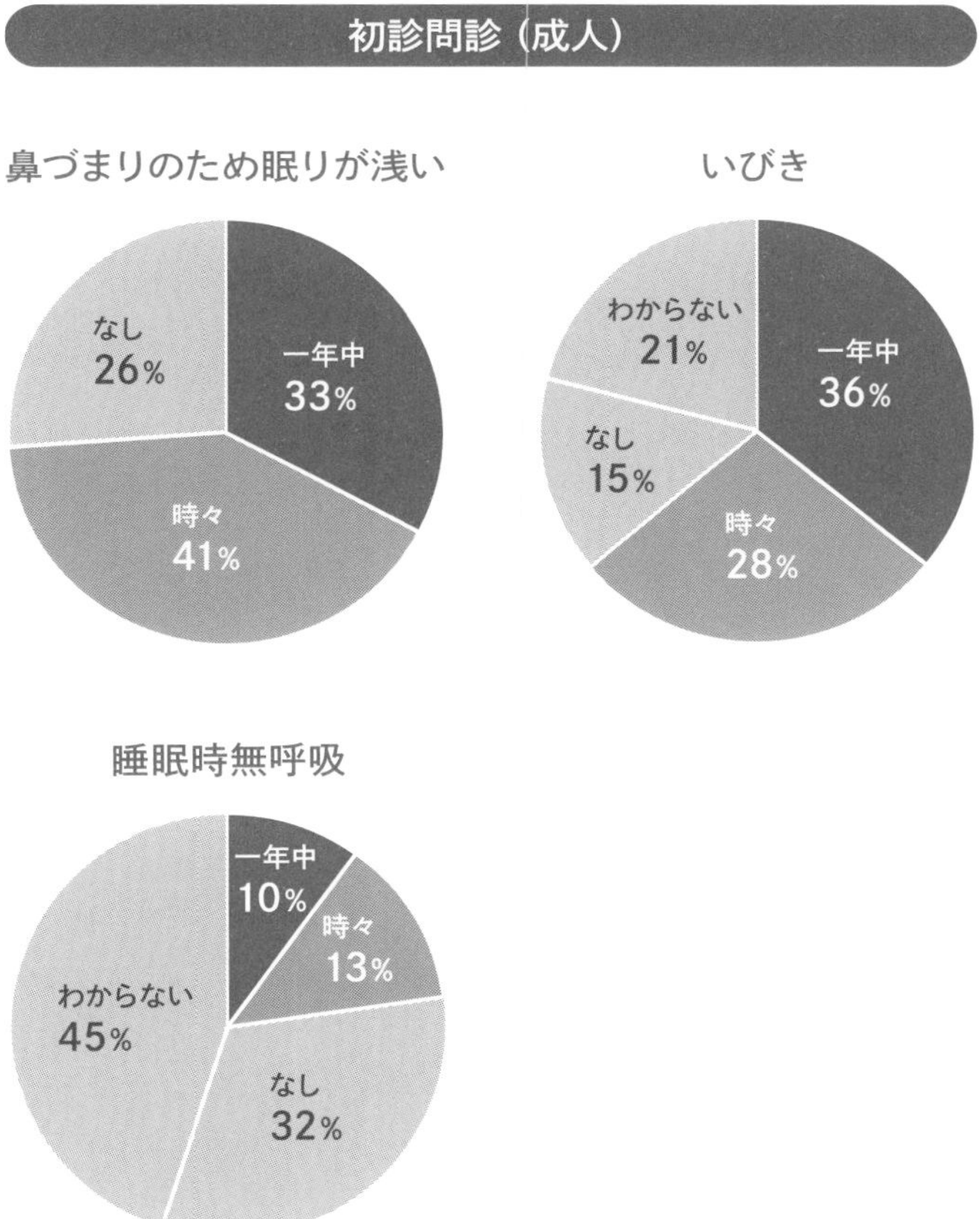

期間：2019年1月1日〜2019年12月31日／対象：3023名

からない」という回答が45%となっています。なお、睡眠時無呼吸は本来、検査する設備のある病院で一晩宿泊して検査しなければ診断が確定しないので、私どものクリニックの問診での回答はあくまで「周りから寝ている間に呼吸が止まっているといわれている」といった状況から患者さんご本人が「自分には睡眠時無呼吸がある」と自覚されているかどうかを尋ねたものと考えてください。

子どもの場合、自分で「眠りが浅い」と自覚できないことも多いため、**問診では「朝の寝起きの悪さ」「日中の眠気」などを保護者の方に答えて**いただいています。

「いびき」については「一年中」という回答が24%、「時々」という回答が49%でした。「朝の寝起きの悪さ」については「一年中」という回答が38%、「時々」という回答が39%。「日中の眠気」については「一年中」という回答が25%、「時々」という回答が47%ありました。

「睡眠時無呼吸」については「一年中」という回答が3%、「時々」という回答が18%となっています。これも、保護者の方が見ていて「寝ている間に呼吸が止まることがあるかどうか」を判断しての回答と考えてください。

これらの数字から、**成人患者さんの74%が眠りの浅さを自覚**しており、**小児患者さんの77%は朝の寝起きが悪く、また72%は日中に眠気を感じる**ことがあることがわかります。つまりデータからは、「鼻づまりや口呼吸をきっかけに受診する患者さんの**およそ7割が睡眠障害**を持っている」ということがいえるのです。

実のところ、このデータが患者さんの睡眠障害について実態を正しく示しているかどうかは判断が難しいところがあります。

というのも、私どものクリニックが「鼻づまりに悩む方々のための手術専門施設」とうたっていることもあり、患者さんは「鼻がつまって苦しい」という自覚がある方、あるいは「子どもの鼻がつまって苦しそう」といって保護者に連れられてきた方がほとんどで、自分や子どもの「睡眠の質」についてまで意識したことがないという方も多いからです。

初診時には睡眠について特に問題を感じていなかったり、「いびきをかいているかどうかよくわからない」「一緒に寝ていないから子どものいびきの有無はわからない」とお話ししたりしていたのに、鼻炎の治療を行った結果、「日中に眠気が起きなくなった」「うたた寝をしなくなった」「寝起きがよくなってスッキリ目が覚める」「疲れにくくなった」といった変化を感じ、「鼻づまりがあった頃は、睡眠の質が悪かったのか」と気づいたというケースも少なくありません。

私は、この初診時の問診データが示す以上に、鼻づまりによる睡眠障害を起こしている患者さんは多いはずだと考えています。

9 鼻づまり治療後の状態

では、鼻づまりの改善によって睡眠障害が消失するケースはどれくらいあるのでしょうか？

私どものクリニックは鼻の手術治療を専門としており、保存的治療（手術以外の治療）を行った上で、改善が見られにくい場合には手術を実施しています。

序章でも触れた「鼻炎と結膜炎患者のクオリティー・オブ・ライフ（生活の質）調査票」による調査結果から、手術治療を行った方を対象に結果を分析したところ、鼻づまりが0～6までの7段階のうち「2」以上の患者さんで、手術前に睡眠障害を感じていない方（睡眠障害の程度が「0」または「1」）は37％、睡眠障害を感じている方（睡眠障害の程度が「2」以上）は63％でした。

このうち睡眠障害を感じている患者さんについて見ると、手術後に睡眠障害の程度が「0」または「1」に改善した方は、81％に達していました。

つまり**鼻づまりを原因とする睡眠障害が、鼻の手術治療によっておよそ80％の症例で消失**したのです。

繰り返し述べているように、睡眠の質への関心が高まる中にあっても、鼻づまりによる口呼吸が睡眠の質を劣化させるということはほとんど知られていません。このことは、もっと広く知っていただきたい非常に大事なポイントです。

10 慢性的な疲労感、寝起きののどの渇き……日常に潜むサイン

みなさんも、本書の冒頭でご紹介した「チェックリスト」を使い、鼻づまりによる睡眠呼吸障害が起きていないかどうかをぜひ確認してみてください。

まず確認すべきは、いびきの有無です。自分では判断が難しいかもしれませんが、最近は睡眠中のいびきを録音できるスマホアプリなどもあるので、そういったものを活用してみてもよいでしょう。

いびきの有無がはっきりとわからない場合、鼻づまりによる睡眠呼吸障害を発見するためにはいくつかのポイントがあります。

自覚しやすいのは**慢性的な疲労感**です。睡眠呼吸障害があると十分に心身を休めることができないため、寝起きが悪かったり、朝起きたときに疲労感が残っていたりするケースが多いといえます。**日中に眠気を感じる**ことが多い方、ちょっと動いただけ

で**すぐ疲れてしまう**という方、また仕事や勉強をしていて**集中力が持続しにくい**方や能率が上がりにくい方なども、「かくれ鼻づまり」の可能性を考えてみたほうがいいでしょう。

このほか、わかりやすいのは朝起きたときに**口やのどに渇き**を感じるケースです。「寝起きはだいたいいつものどがカラカラだ」という方は、睡眠中に口呼吸をしている可能性が高いといえます。

また、「日中に口で呼吸をすることがある」という人は、そのことに不都合を感じていなくても「鼻づまりがあるのでは」と考えたほうがいいでしょう。睡眠中の様子を家族に確認してもらえる場合は、口を開けて寝ていないかどうかチェックしてみてください。

ぜんそくや気管支炎などを起こしやすい人も、鼻炎がないかどうか確認したほうがいいでしょう。鼻と気管支は分けて考えられがちかもしれませんが、鼻炎も気管支炎も「気道の粘膜が過敏であるために起こるもの」ということができます。ですから、鼻炎と気管支炎の両方を持っている方は多いのです。

子どもの場合は、**いびき**をかいていないか、**寝ているときに口を開けていないか**など、保護者の方がチェックしてあげてください。このほか、朝起きたときにひどくぐずるなど**寝起きが悪い**ケースや、小学生になっても**おねしょが続く**ケースなども、睡眠呼吸障害の可能性を考えてみるべきでしょう。また**「表情がとぼしい」「キレやすい」「落ち着きがない」**といった問題も、鼻づまりとそれに伴う睡眠呼吸障害に起因するケースが少なくありません。子どもの鼻づまりについては、第7章で詳しくご紹介します。

いびきや睡眠中の無呼吸がある方、チェックリストから「かくれ鼻づまりではないか」と感じた方には、これをきっかけに鼻づまりの改善を検討していただければと思っています。

次章からいよいよ、睡眠の質を上げるために鼻づまりを改善する具体的な方法をお教えしていきます。

第4章

「熟睡」を手にする鼻づまり解消術❶

鼻炎薬の特性と効果

1 鼻づまりを軽減して睡眠の質を確保する

読者のみなさんの中には、花粉症などで鼻づまりがつらく、耳鼻科に通ったことがあるという方もたくさんいらっしゃるでしょう。

しかし、病院で一般的に受けられる投薬などの治療で十分に満足できるほど症状が改善しているという人は少ないのではないかと思います。**「病院で薬をもらって多少はマシになっているけれど、完全にはよくならない」**というケースが多いのではないでしょうか。

まず知っていただきたいのは、**そもそも鼻炎というのは完治するものではない**ということです。

がっかりされる方も多いかもしれませんが、ぜんそくや鼻炎などの慢性的な粘膜の炎症は、現代の医療では完治させることができません。近年は、負担が軽く効果の高い新たな手術治療も普及してきていますが、最先端の手術を受けても、鼻炎を完全になくすことはできないのです。

ですから、これからみなさんやご家族の方が鼻炎の治療を始める場合、目指すべきゴールは**「鼻炎の症状をコントロールしやすい程度に抑えて睡眠中の鼻づまりを軽減し、睡眠の質を改善して心身のパフォーマンスを上げること」**です。

では、鼻づまりを軽減して良質な睡眠をとれるようになるには、具体的にどのような治療法を検討すべきなのでしょうか？　考えうる方法を第4章から第6章で順番に見ていきましょう。

2 それぞれの薬の特性と効果

くしゃみ、鼻水、鼻づまりなど鼻炎の症状がつらいという場合、かつては耳鼻科に毎日のように通うのが一般的でした。みなさんの中にも、「ネブライザー」という粘膜を収縮させる薬などを霧状にして吸入させる機器を使った処置を受けたことがある方がいらっしゃるかもしれません。ネブライザーで薬を吸入すると一時的に粘膜の腫れを引かせることができますが、その効果は数時間程度しか続きませんし、毎日病院に通う患者さんの負担も考えると、メリットが少ない治療法だったといえるでしょう。

近年は、くしゃみ、鼻水、鼻づまりなどの鼻炎の症状で耳鼻科を受診すると、**抗アレルギー薬、ステロイド薬などの内服薬や点鼻薬**を処方されることが多いのではないかと思います。

それぞれ、どのような症状に対して効果が期待できるのか、あるいはできないのかを整理してみましょう。

化学伝達物質遊離抑制薬

化学伝達物質遊離抑制薬は、**アレルギー性鼻炎**に対して処方される薬で、**内服薬**と**点鼻薬**があります。

スギ、ヒノキ、ブタクサ、カモガヤなどの花粉のほか、ダニやハウスダストなどに対するアレルギーがある人は、抗原と接触すると数分以内に鼻腔粘膜内の細胞から化学伝達物質が放出され、この化学伝達物質によってくしゃみや鼻水が出ます。化学伝達物質遊離抑制薬には**化学伝達物質の放出を抑制**する効果があるのですが、**即効性はありません。**花粉症など季節性アレルギーの場合、シーズンに入る前から予防的に連続して使用することでそれなりの効果が期待できますが、症状が現れてからその都度使用しても、効果はありません。

化学伝達物質遊離抑制薬については、くしゃみや鼻水を抑えることはできますが、**睡眠呼吸障害をもたらす鼻づまりに対しては残念ながら効果は期待できません。**

抗ヒスタミン薬

抗ヒスタミン薬は**アレルギー性鼻炎**に古くから使われている薬で、これも内服薬と点鼻薬があります。主要な化学伝達物質の1つであるヒスタミンの作用を抑制することにより、**くしゃみや鼻水を抑える**効果があります。**即効性**があり、内服すると1～2時間で効果が現れ、2～4時間ほど持続します。

抗ヒスタミン薬は、アレルギー性鼻炎によるくしゃみや鼻水には効果がありますが、やはり**肝心の鼻づまりにはほとんど効果がありません。**

ロイコトリエン受容体拮抗薬

鼻づまりに効果がある薬として挙げられるものには、ロイコトリエン受容体拮抗薬があります。

ロイコトリエンというのは**アレルギー性鼻炎の重要な伝達物質の1つ**で、鼻腔粘膜の容積血管に作用して「うっ血＝鼻づまり」を引き起こします。

ロイコトリエン受容体拮抗薬はロイコトリエンの受容体に働いてその作用を抑える

ため、**鼻づまりに対してある程度の効果**を示すことが認められています。しかし、残念ながらその効果は**限定的**であり、**非アレルギー性鼻炎に対しての有効性も期待できない**のが現状です。

ステロイド薬

より鼻づまりへの効果が高いのは、ステロイド（副腎皮質ホルモン）薬です。鼻炎の治療に使われるステロイド薬には、内服薬と点鼻薬があります。

ステロイド内服薬は鼻腔の腫れた粘膜全体を改善させるため、**鼻づまりの治療薬としては高い効果**が望めます。しかしステロイド内服薬には成長を抑制したり副腎機能を抑制したりといった全身に影響を及ぼす**副作用**があるため、使用には難しさがあります。

一方、**ステロイドの点鼻薬**は、内服薬に比べて薬剤の到達範囲が限られるため**効果は劣る**ものの、**全身的な副作用のリスクが低い**というメリットがあります。アレルギー反応に関与する多くの伝達物質を抑制する効果があり、くしゃみ、鼻水、かゆみなどだけでなく、最大の問題である鼻づまりも改善されます。また、**非アレルギー性鼻炎にも同様の効果**があります。ステロイド点鼻薬は、鼻づまりが原因で起こる睡眠障害の症状である日中の眠気に対しても効果が確認されています。

ステロイドの点鼻薬は、使用してから効果が現れるまでに6〜12時間かかり、効果を最大にするには**1週間以上にわたって連用したほうがよい**とされています。花粉症などの季節性アレルギー性鼻炎で使用する場合はシーズンに入る数日前に点鼻を開始し、症状の有無にかかわらずシーズン中は継続して使用するのがよいでしょう。なお、これは「早めに使い始めなければ効果がない」ということではありません。ステロイド点鼻薬は、鼻づまりが気になるときなど必要に応じて使うのも有効です。

ステロイドは、内服薬や点鼻薬、塗り薬などさまざまありますが、ひとくくりにして「怖い薬なのでは？」と捉えられてしまいがちです。先ほどご説明した通り内服薬には全身に影響する副作用がありますが、ステロイドの点鼻薬は**正しく使用すれば怖がる必要のない薬**だということを知っておきましょう。

血管収縮性点鼻薬

このほか、鼻炎に効果のある点鼻薬として、血管収縮性点鼻薬もあります。

血管収縮性点鼻薬は、うっ血した容積血管をスピーディに収縮させて腫れを引かせるので、アレルギー性か非アレルギー性かを問わず、**鼻炎による鼻づまりには優れた効果**を発揮します。しかし、**2週間以上連用するとリバウンドが起き、鼻腔粘膜の腫れがかえって悪化**するという副作用があります。このため、慢性的な鼻炎に長期で使用するのには適していません。

たとえば風邪を引いてひどく鼻がつまっているときや、花粉症が特につらく一時的に鼻づまりが悪化したときなど、短期間だけ使うのであれば有用な薬ですが、**使いすぎないよう注意**しなくてはなりません。

減感作療法

花粉やハウスダストなどを抗原とするアレルギー性鼻炎については、**アレルゲンを少しずつ投与することで身体を慣らしてアレルギー反応が起きないようにする**ことを

ロイコトリエン受容体拮抗薬	ステロイド薬	血管収縮性点鼻薬
内服薬	内服薬、点鼻薬	点鼻薬
アレルギーによる鼻づまりに対してある程度の効果が認められる	鼻づまりの治療薬として高い効果が望める。くしゃみ、鼻水、かゆみなどだけでなく、鼻づまりも改善される。非アレルギー性鼻炎にも同様の効果がある	アレルギー性か非アレルギー性かを問わず、鼻炎による鼻づまりに優れた効果がある
効果は限定的。非アレルギー性鼻炎による鼻づまりへの有効性は期待できない	内服薬は大量または長期連用により成長を抑制したり副腎機能を抑制したりといった全身に影響を及ぼす副作用がある（点鼻薬であれば全身的な副作用のリスクは低い）	2週間以上連用するとリバウンドが起き、鼻づまりが悪化する副作用がある。慢性的な鼻炎に長期で使用するのには向かない
オノン（プランルカスト水和物）、シングレア（モンテルカストナトリウム）、キプレス（モンテルカストナトリウム）	【内服薬】セレスタミン（クロルフェニラミンマレイン酸塩・ベタメタゾン配合）、プレドニン（プレドニゾロン）、デカドロン（デキサメタゾン） 【点鼻薬】リノコート（ベクロメタゾンプロピオン酸エステル）、フルナーゼ（フルチカゾンプロピオン酸エステル）、ナゾネックス（モメタゾンフランカルボン酸エステル水和物）、アラミスト（フルチカゾンフランカルボン酸エステル）、エリザス（デキサメタゾンシペシル酸エステル）	プリビナ（ナファゾリン塩酸塩）、トラマゾリン「AFP」（トラマゾリン塩酸塩）、コールタイジン（塩酸テトラヒドロゾリン・プレドニゾロン配合）
なし	【内服薬】なし 【点鼻薬】ナザールαAR0.1%（ベクロメタゾンプロピオン酸エステル）、パブロン鼻炎アタックJL（ベクロメタゾンプロピオン酸エステル）、エージーノーズアレルカットEXc（ベクロメタゾンプロピオン酸エステル）、コンタック鼻炎スプレー（ベクロメタゾンプロピオン酸エステル）、フルナーゼ（フルチカゾンプロピオン酸エステル）	ナザールスプレー（ナファゾリン塩酸塩）、エージーノーズアレルカットC（ナファゾリン塩酸塩・クロモグリク酸ナトリウム・クロルフェニラミンマレイン酸塩など配合）、コールタイジン点鼻液a（塩酸テトラヒドロゾリン・プレドニゾロン配合）、パブロン点鼻（ナファゾリン塩酸塩・クロルフェニラミンマレイン酸塩など配合）、新ルル点鼻薬（ナファゾリン塩酸塩・クロルフェニラミンマレイン酸塩・塩酸リドカインなど配合）、アルガード鼻炎クールスプレーa（塩酸テトラヒドロゾリン・クロルフェニラミンマレイン酸塩など配合）、ベンザ鼻炎スプレー（塩酸テトラヒドロゾリン・クロルフェニラミンマレイン酸塩・リドカインなど配合）

図 4-1 鼻炎治療薬の種類と特徴

薬の種類	化学伝達物質遊離抑制薬	抗ヒスタミン薬
形状	内服薬、点鼻薬	内服薬、点鼻薬
期待できる効果	アレルギーによるくしゃみ、鼻水を抑える。花粉症など季節性アレルギーの場合、シーズンに入る前から予防的に連続して使用することでそれなりの効果が期待できる	アレルギーによるくしゃみや鼻水を抑える効果がある。即効性がある
デメリット	即効性はない。鼻づまりへの効果は期待できない	鼻づまりへの効果は期待できない
主な処方薬	【内服薬】インタール(クロモグリク酸ナトリウム)、リザベン(トラニラスト)、ペミラストン(ペミロラストカリウム) 【点鼻薬】インタール(クロモグリク酸ナトリウム)	【内服薬】ザジテン(ケトチフェンフマル酸塩)、アゼプチン(アゼラスチン塩酸塩)、アレグラ(フェキソフェナジン塩酸塩)、アレジオン(エピナスチン塩酸塩)、ザイザル(レボセチリジン塩酸塩)、アレロック(オロパタジン塩酸塩)、クラリチン(ロラタジン)、デザレックス(デスロラタジン)、ビラノア(ビラスチン)、ルパフィン(ルパタジンフマル酸塩)、ディレグラ(フェキソフェナジン塩酸塩・プソイドエフェドリン塩酸塩配合) 【点鼻薬】ザジテン(ケトチフェンフマル酸塩)、リボスチン(レボカバスチン塩酸塩)
主な市販薬	【内服薬】アレギサール鼻炎(ペミロラストカリウム) 【点鼻薬】血管収縮性との配合薬	【内服薬】アレルギール錠(クロルフェニラミンマレイン酸塩など配合)、ストナリニS(クロルフェニラミンマレイン酸塩など配合)、アルガード鼻炎内服薬ゴールドZ(メキタジン・プソイドエフェドリン塩酸塩・メチルエフェドリン塩酸塩など配合)、パブロン鼻炎カプセルSα(カルビノキサミンマレイン酸塩・プソイドエフェドリン塩酸塩など配合)、アネトンアルメディ鼻炎錠(クロルフェニラミンマレイン酸塩・プソイドエフェドリン塩酸塩・漢方など配合)、ベンザ鼻炎薬α(クロルフェニラミンマレイン酸塩・プソイドエフェドリン塩酸塩など配合)、新コンタック600プラス(クロルフェニラミンマレイン酸塩・プソイドエフェドリン塩酸塩など配合)、パブロン鼻炎カプセルZ(ケトチフェンフマル酸塩)、ザジテンAL鼻炎カプセル(ケトチフェンフマル酸塩)、アレジオン20(エピナスチン塩酸塩)、アレグラFX(フェキソフェナジン塩酸塩)、クラリチンEX(ロラタジン) 【点鼻薬】ザジテンAL鼻炎スプレーα(ケトチフェンフマル酸塩)、血管収縮性との配合薬

目指す「減感作療法」が広がりつつあります。減感作療法は**アレルギー性鼻炎には有効**と考えられますが、花粉症などの季節性アレルギー性鼻炎を持つ患者さんは**ベースに慢性的な鼻腔粘膜の炎症を持っているケースが多い**ことには注意が必要です。

花粉症の時期だけくしゃみ、鼻水、鼻づまりなどの自覚的な症状があり、就寝中に慢性的な「かくれ鼻づまり」があることに気づいていない人の場合、減感作療法によって花粉症の症状が出なくなったからといって「鼻づまりの問題が解決した」ということにはならないかもしれません。

また、減感作療法は効果が出るまでに時間がかかり、一般には**3年以上は継続**する必要があるとされます。鼻づまりによる睡眠呼吸障害が、日々、心身をむしばんでいく可能性を考えると、治療に長い時間がかかることもデメリットといえるでしょう。

3 口呼吸はトレーニングやテープで治る？

口呼吸が身体によくないということはメディアなどでもよく取り上げられていま す。何らかの訓練をすることによって口呼吸が治せるとする書籍もありますし、口呼吸をやめるために、口を開けられないよう貼りつけるテープが売られていたりもしますが、口呼吸はトレーニングをしたり口にテープを貼ったりして治るものなのでしょうか？

「トレーニングしたら口呼吸が治った」「テープを貼っていたら鼻で呼吸できるようになった」という人がいるとも聞きますから、「口呼吸がダメだというなら、そういった方法を試してみてもよいのでは？」と思う方もいるかもしれません。

結論を先にいえば、鼻づまりがあってその症状が改善していないのに口にテープを貼っても呼吸ができなくて苦しくなるだけですし、**鼻から呼吸できない以上、トレーニングしても口呼吸は治せません。**

そもそも、鼻は「呼吸のための器官」として進化の過程で発達させてきたもので、呼吸の際に空気を身体に取り込むためのさまざまな機能が集約されています。

一方、口には呼吸のための機能は一切ありません。ですから、鼻の通気性に問題がない限り、鼻からの呼吸をせずに口呼吸をすることは考えられません。鼻づまりがなければ口呼吸は起こらないのです。

では、なぜ口呼吸が訓練で治るとされたり、テープを貼ったら口呼吸が治ったという人がいたりするのでしょうか？

口呼吸がある人は、もともとは鼻づまりがあったはずだと考えられます。口呼吸を長期間続けていれば、鼻づまりが治まっても口を開けたまま呼吸するクセがついてしまっていたり、口を閉じておくための筋肉が弱くなっていたりする可能性はあるでしょう。

そのような状態にある場合、口の周りや口の中の筋肉をトレーニングすることにより、口呼吸を改善し、鼻呼吸を取り戻せるケースもあると考えられます。

しかし、これは鼻づまりが治まっていればこそ可能な話です。**鼻づまりの症状が改善しておらず、鼻から呼吸できないのに、口を閉じたままでいることはできない**のです。

第5章

「熟睡」を手にする鼻づまり解消術❷

家庭でできる鼻洗浄

1 「鼻洗浄」が効果的である理由

くしゃみ、鼻水、鼻づまりなどの鼻炎の症状があったり、冒頭のチェックリスト（図はじめに―2）を見て「かくれ鼻づまりかもしれない」と思ったなら、まず試してみていただきたいのは**鼻の洗浄**です。

鼻を洗うと聞くと、「プールでちょっと水が入っただけでツンとして痛いのに、鼻を洗うなんて……」と思う方もいるでしょう。しかし、鼻に水が入って痛く感じるのは、人間の体液と鼻に入った水の浸透圧が異なることが原因です。鼻を洗う水を、**人間の体液と同じ浸透圧**にすれば、鼻がツンとすることはありません。

浸透圧を体液と同じにするには、水に食塩を溶かし、**塩分濃度が0・9％の食塩水（生理食塩水）**にすればOKです。洗ってみるまでは「大丈夫かな」と心配になるかもしれませんが、実際にやってみると、痛くないどころか**「洗うことでスッキリして気持**

ちょい」と感じるのではないかと思います。

鼻洗浄が効果的な理由は、鼻の仕組みを考えればよくわかります。

先に鼻の仕組みについてご説明しましたが、空気中の花粉やホコリ、細菌などの粒子のほとんどは、鼻の入り口から3分の1くらいのところで捕捉されます。そして鼻の粘膜は、捕捉した粒子を粘液と一緒に胃のほうに流して無害化していきます。

この**「鼻の入り口から3分の1くらいのところ」を生理食塩水で洗い流せ**ば、鼻炎症状の原因となるアレルゲンを積極的に取り除くことができ、**くしゃみ、鼻水、鼻づまりなどのアレルギー性鼻炎の症状を軽減**させる効果があるのです。

読者のみなさんの中には、花粉症に悩んでいる方がたくさんいらっしゃるのではないかと思いますが、**花粉症の方が真っ先にやるべき対処は鼻洗浄**です。私自身も花粉症を持っていますが、昔から花粉症の症状が出たときは必ず鼻洗浄をしてきました。

もちろん鼻炎の原因はさまざまであり、鼻の洗浄をしても症状があまり変わらないケースもあります。しかし鼻洗浄は適切に行えばデメリットは1つもなく、もちろん副作用もない方法ですから、試してみる価値は高いと思います。

なお、鼻の洗浄については、昔は「やってはいけないもの」と考えられていました。いまでも「鼻を洗ってはいけない」という耳鼻科医もおり、私どものクリニックに来院する患者さんの中にも、「かかりつけの耳鼻科の先生に鼻を洗っているといったら、『そんな危ないことをやってはいけない』と怒られた」という方もいます。

しかし、欧米では鼻洗浄について鼻や副鼻腔の粘膜の炎症に対して生理食塩水を用いた洗浄が有効であるとの論文が10年ほど前から報告されています(＊7)。これらの論文では、1週間程度毎日洗浄することによって①鼻水に取り込まれているアレルギーの原因物質など炎症を引き起こす物質を洗い流す、②粘膜の保湿、③粘膜表面の絨毛機能を促進させる、といった効果が現れるとされています。近年では、日本国内でも**「アレルギー性鼻炎や慢性副鼻腔炎に対して鼻洗浄は効果がある」という認識が浸透**しつつあるように感じます。

2 自分で気持ちよく洗える！　失敗しない鼻洗浄の4つのポイント

鼻を気持ちよく洗うには、いくつかポイントがあります。ここで、失敗しない鼻洗浄の方法をご紹介しましょう。

鼻の洗浄には、鼻に洗浄水を送り込めるよう、ピュッと圧をかけられる容器を使います。テレビ番組では市販のソースボトルを活用する方法も紹介されたことがありますが、まずは**市販の専用容器**を使ってみるのがおすすめです。

私どものクリニックでは1回に使い切る洗浄液の量が適度であり、洗浄時の水圧の調整がしやすいという理由で「ハナクリーンＳ」（https://hana-clean.com/）を推奨していますが、同様に鼻を洗浄できるものであればほかのメーカーのものでもまったく構いません。

ポイント❶ 塩分濃度0・9％の洗浄水(生理食塩水)をつくる

まずは体液と同じ浸透圧の洗浄水（生理食塩水）をつくります。**38〜40℃くらいの体温に近いぬるま湯を200ミリリットル**用意し、**小さじ2分の1弱（約2グラム）の食塩**を入れてよくかき混ぜてください。これで塩分濃度0・9％の食塩水になります。濃度が体液より濃かったり薄かったりすると、鼻の粘膜にツンとした感じや軽い痛みを感じます。また、洗浄水の温度が高すぎたり低すぎたりすると粘膜への刺激になるので、気をつけましょう。

きちんと計量する自信がない方や手間を軽減したい方は、たとえばハナクリーンで専用の洗浄剤を使うのも1つの方法でしょう。容器の目盛りに合わせてぬるま湯を入れ、個包装された洗浄剤を1包入れて溶かすだけで洗浄水の完成です。

ポイント❷ 顔を下に向けて首をかしげる

容器に洗浄水を入れたら、顔を下に向けてください。右の鼻を洗うときは右耳が上になるように、左の鼻を洗うときは左耳が上になるように、首をかしげます。こうすることで、洗浄液がのどに流れたり、副鼻腔に入ったりすることを防ぎます。

ポイント③ 容器の中の洗浄水を優しく鼻の中に送り込む

容器の中の洗浄水を鼻の中に送り込みます。洗浄水を鼻の中に入れるときの圧力は、**入れたのと同じ側から洗浄した水が出てくる程度の優しさ**で十分です。

右の鼻から入れた洗浄水が左の鼻から出てきたり、鼻に入れた洗浄水がのどに流れたりするのは圧力が強すぎだと考えてください。

ポイント④ 洗い終わったら、片方ずつ優しく鼻をかむ

洗い終わったら、片方ずつ優しく鼻をかみましょう。洗浄液はその都度、新しくつくって使い切るようにしてください。

また、洗浄後は容器をぬるま湯で洗ってよく乾燥させましょう。ご家族で鼻洗浄を行う場合は、衛生上の観点から、**容器は一人ひとり別々のもの**を用意したほうがよい

でしょう。

鼻の洗浄についてはメディアで紹介されることもあり、「右の鼻から洗浄水を入れたら左の鼻から出す」「鼻から洗浄水を入れて口から吐き出す」『あー』と声を出しながら洗う」などと解説されているのを目にします。また、鼻を洗浄するツールを購入すると、洗い方の説明として「反対側の鼻から洗浄液を出す」「上咽頭まで洗う」などと記載されていることもあります。

しかし、**目的は「鼻の入り口から3分の1程度のところを洗い流す」こと**ですから、洗浄水をのどに回したり、反対側の鼻に届くほど奥に送り込んだりする必要はありません。「入れた側から洗浄した水が流れ出る程度」で十分です。

安全に鼻の洗浄を行うためには、洗浄水を強い圧で送り込まないように注意してください。繰り返しになりますが、**洗浄水がのどのほうに回り込んだり、反対側の鼻から出てきたりするようであれば、圧のかけすぎ**です。鼻に洗浄水を送り込むときは、洗浄水を入れた容器に力をかけすぎないよう様子を見ながらやってみましょう（専用

図 5-1 鼻洗浄のポイント

ポイント① 洗浄水をつくる

体温に近いぬるま湯200ミリリットルに小さじ2分の1弱(約2グラム)の食塩水を溶かす

ポイント② 顔を下に向ける

顔を少し下に向けて、洗う側の鼻が高くなるように首をかしげる。顔を上に向けると洗浄水がのどに流れる可能性があるので要注意！

ポイント③ 洗浄水を優しく鼻に送り込む

強さは、右鼻から入れたときに同じ右鼻から出てくるぐらいの圧が目安。反対側の鼻から出てきたりのどに流れるのは圧が強すぎる。洗浄中は口からゆっくりと呼吸

ポイント④ 片方ずつ鼻をかむ

洗い終わったら片方ずつ優しく鼻をかむ。口を開けて鼻をかむと鼻腔や副鼻腔に過剰な圧がかからない。洗浄液は放置せず、使うたびに新しく作製する

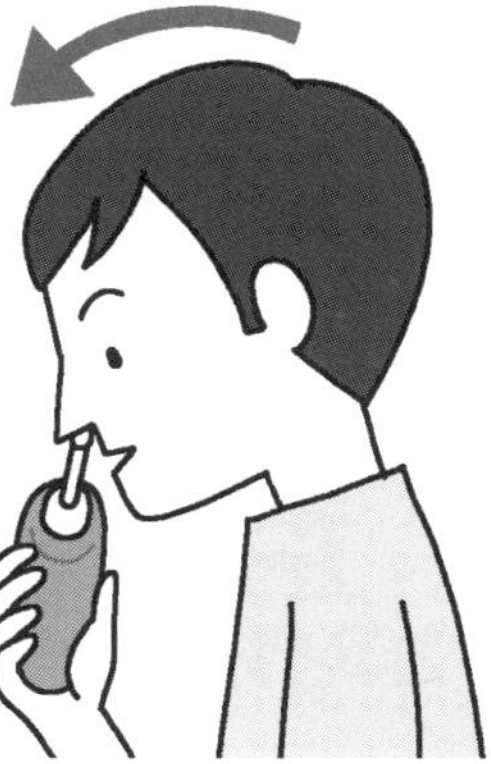

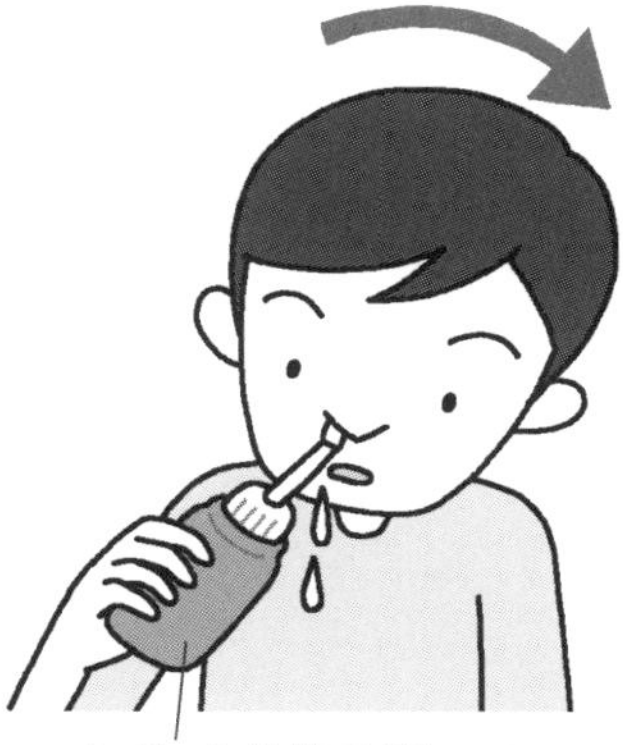

にぎった状態でボトルの中央付近を押す

図 5-2　手軽に鼻洗浄をするには専用容器がおすすめ

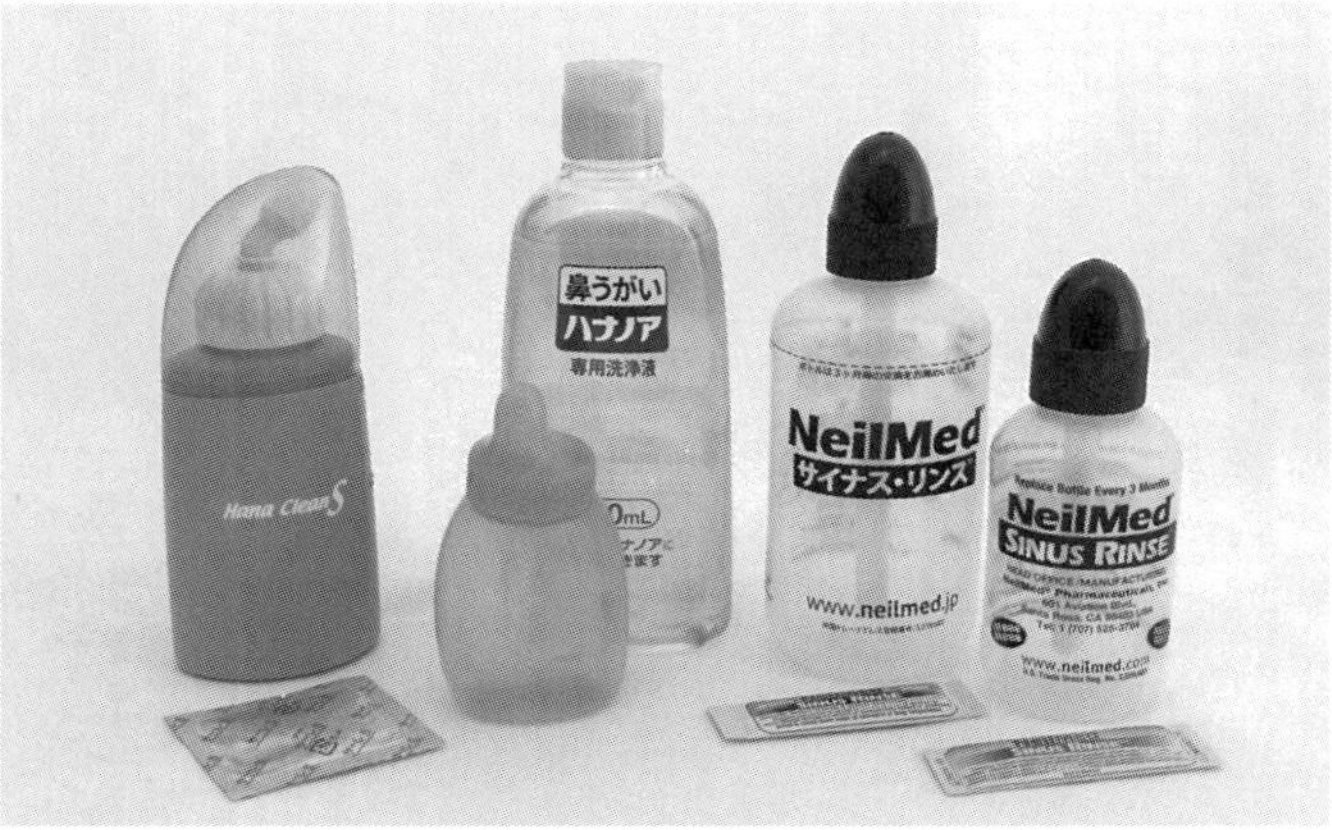

写真左から、「ハナクリーンS」（東京鼻科学研究所）、「ハナノアｂ シャワータイプ」（小林製薬）、「サイナス・リンス」「サイナス・リンスキッズ」（ニールメッド）

容器の使用に際してはそれぞれの取り扱い説明書に目を通し、安全に行ってください）。

また、**洗浄後に鼻をかむときは「軽く」かむ**ようにしてください。強くかむと、耳の痛みや中耳炎の原因となるおそれがあります。

ここで紹介した①〜④のポイントを守れば、鼻は気持ちよく洗えます。ただし、正しい洗い方をしても鼻の中に洗浄水が残り、あとから出てくることはあります。鼻腔につながる上顎洞《じょうがくどう》という空洞部分は構造的に洗浄水が入りやすく、顔を傾けるなどして入りにくくなるよう工夫しても、一部がそこに入ってすぐには流れ出てこないことがあるからです。

洗い終わって鼻を軽くかんだあと、さらに水が流れ出てくるとびっくりするかもしれませんが、「洗い方が間違っているのでは？」などと心配する必要はありません。**あとから出てきた水はティッシュなどで拭き取ればＯＫ**です。なお、前かがみになって、頭を左右に傾けると、鼻の奥に残った洗浄水が出てきやすくなります。

3 クリニックでもまずは鼻洗浄と点鼻薬から

鼻の洗浄とステロイドの点鼻薬は鼻づまりに対する効果が期待できます。

私どものクリニックは鼻の手術治療を専門とする病院で、鼻づまりに悩む患者さんが全国からいらっしゃいますが、来院された方にすぐ手術治療をすることはありません。まず試してもらうのは、鼻の洗浄とステロイドの点鼻薬です。

これを1~2カ月ほど継続し、睡眠中に鼻呼吸ができるまでに鼻づまりが改善するようであれば、それでしばらく様子を見ます。鼻づまりというのは一度改善しても症状が反復するものなので、**「症状が気になるときに鼻の洗浄とステロイドの点鼻薬を1週間ほど継続」「症状が治まったら点鼻薬を休む」**というサイクルを続けていくのです。これで鼻づまりがコントロールできる場合、手術治療には進みません。

当院に来院した患者さんのデータでは、**鼻の洗浄とステロイドの点鼻薬によって、**

小児のおよそ8割、成人では7割の患者さんが鼻づまりをコントロールできました。

もちろん先にご説明したように、鼻炎は完治する疾患ではありません。「鼻の洗浄とステロイド点鼻薬によってコントロールできた」と思っても、それが一時的なものだったというケースもあります。また、鼻の洗浄を続けるのが面倒になって止めてしまい、再び鼻づまりが生じるという方もいます。鼻洗浄とステロイド点鼻薬で改善が見られたケースでも、最終的に手術治療に進むことも少なくありません。

もっとも、これはもともと当院が手術治療専門と掲げており、さまざまな治療を試しても鼻づまりが改善せずに悩み抜いた方が「最後の手段」と考え手術を希望して来院されるケースが多いため、手術以外の治療である保存的治療から手術治療に進むことを前向きに選択する方が多いという事情もあるように思います。

「手術をしないと睡眠中の鼻呼吸を取り戻せない」という方はごく一部であり、**鼻洗浄やステロイド点鼻薬の使用で鼻づまりが改善し睡眠の質を向上させられる方は多い**はずです。

4 寝る前の鼻洗浄から始めよう

鼻炎の改善に自分で取り組んでみたい方は、先にご紹介したポイントを踏まえ、**まず寝る前の鼻洗浄**から始めてみてはいかがでしょうか。

鼻づまりは就寝中に悪化して明け方にもっとも腫れがひどくなるので、寝る前に鼻洗浄をすることによって鼻づまりを抑えて**睡眠の状態を改善**することが期待できます。できれば朝起きたときにもう1回、鼻洗浄ができればなおよいでしょう。

鼻の洗浄については**毎日の生活習慣として継続してもいいですし、症状が出たときだけ洗浄を行い、改善したら休むという方法でも構いません。**

鼻の洗浄だけで鼻炎をコントロールできる方も少なくないと思いますが、それだけでは改善が見られない場合、**鼻洗浄に加えてステロイドの点鼻薬を1週間併用してみるのが次のステップ**です。鼻づまりが改善したらいったん点鼻薬の使用をやめ、症状がまた気になってきたら再開します。

なお、花粉症のような季節性の鼻炎の場合、シーズン中は鼻洗浄を毎日行い、ステロイドの点鼻薬を継続使用するのがよいでしょう。「続けて使っても大丈夫なのか」と心配になる方もいらっしゃるかもしれませんが、点鼻薬ではステロイドが血中に入り込むことはほとんどありません。2～3カ月程度継続して使っても問題ないと考えてください。

第6章

「熟睡」を手にする鼻づまり解消術❸

手術という選択肢

1 「それでも改善しない」場合には

鼻の洗浄とステロイドの点鼻薬を併用し、点鼻薬を使わずに済む期間があけられるようであれば、それで症状をコントロールし続ければOKです。

しかし鼻づまりで苦痛を感じている方、夜に睡眠呼吸障害を起こしていてきちんと休めていない方で、鼻洗浄と点鼻薬では症状が改善しない場合や点鼻薬が手放せない場合には、手術治療という選択肢もあります。

鼻炎の手術では、**粘膜を腫れにくくしたり、粘膜の厚みを減らしたり、鼻腔そのものを拡大**したりすることによって鼻の通気性を正常な状態に近づけます。

鼻炎は手術でも完治できない疾患ですから、手術をしても次第に症状が再発することもありますし、特にアレルギーがある場合、花粉やハウスダストなどの抗原が鼻に侵入するたびに症状を繰り返すこともあります。

しかし手術を受けることで、慢性的な症状が再発した場合でも点鼻薬や内服薬を短期間使用するだけで症状を落ち着かせることができるようになります。手術の目的は、まず**「鼻からの正常な呼吸を取り戻すこと」**、そして**「再発した場合でも、点鼻薬や内服薬などの保存的な治療を組み合わせることで正常に近い状態を維持すること」**です。

「鼻の手術は出血するし、痛くて大変」というイメージを持つ方もいらっしゃるのではないかと思います。しかし、近年の手術は優れた効果と鼻の機能温存を両立させることができるようになっており、以前の手術と比べると出血が少なく、患者さんの身体的負担も軽い方法といえます。具体的な手術治療は次の項目で説明します。

2 日帰り可能で身体的負担も軽くなっている

ここでは、当院が日帰りで行っている鼻炎の手術治療についてご紹介します。

①下鼻甲介《かびこうかい》の手術

鼻づまりに対して行われる**もっともポピュラー**な手術治療は、下鼻甲介の体積を小さくし、**周辺の通気路を広げる**手術です。方法はいくつかありますが、大きく分けると、粘膜を焼いたり切除したりする方法と下鼻甲介の骨を切除する方法の2つがあります。

このうち、よく知られているのはレーザーや高周波などを用いて熱で粘膜を凝固させる手術です。外来でも簡単に受けられる治療で、現在、広く行われています。ただし手術の効果は限定的で、花粉症では効果が数年程度続くこともありますが、**慢性鼻**

炎では半年程度で効果がなくなってしまうケースが多いようです。

このほか、従来は下鼻甲介の粘膜を骨も含めて切除する方法が行われてきました。この方法は、空気の通り道が広がるので鼻づまりが改善すると考えられがちなのですが、実際のところ、下鼻甲介の**過度な切除を行うとかえって鼻づまりの症状が悪化**することがわかってきています。これは、下鼻甲介が**鼻に入った空気を鼻腔全体に回すフィン**のような役割を担っているからです。下鼻甲介を切除することによって、空気がのどに直接流れるようになると、鼻腔全体に空気が回らなくなって鼻の機能そのものが低下します。また、鼻腔が狭い方や鼻腔が小さい小児では、構造をなるべく保ちつつ鼻づまりを改善するのが難しいという限界があります。

②後鼻《こうび》神経の手術

鼻腔粘膜に分布している副交感神経を切断する手術方法は、過剰な鼻汁の分泌を抑制することを目的に考案され、50年ほど前に確立していました。治療効果が高く、一時は世界中で用いられてきたものです。しかし、当時の手術は鼻の外から神経にアプローチする大がかりなものであった上、涙が分泌しづらくなる障害が起きる副作用があり、次第に衰退していきました。

この手術が粘膜の腫れにも有効であることを確認し、鼻づまり治療にも活用できると考えて、試行錯誤の末1997年に私が開発したのが「後鼻神経切断術」です。治療効果を維持したまま、涙の分泌障害という副作用を引き起こすことなく鼻の内側から行えるようにしたもので、鼻の粘膜を1センチほど切開するだけでよいので出血がほとんどなく**身体への負担が少ない**のが特徴の1つです。

手術法や手術に使用する機器の改良を重ね、神経と伴走する直径2ミリメートル程度の動脈はもちろん細い静脈も温存して、切断の対象となる0・2〜0・5ミリメートル程度の神経だけを切断する超微細手術を行っています。これにより術中・術後の出血のリスクが大幅に低下し、身体への負担も抑えられています。現在では、欧米でも後鼻神経切断術の鼻づまりに対する効果が多数報告されています(＊8)。

後鼻神経切断術は、鼻づまり、鼻水、くしゃみのいずれに対しても、薬では得ることのできない効果を期待できます。私どものクリニックで行った調査では、慢性鼻炎と花粉症の両方を持っている患者さんの50％以上が花粉の時期にも薬を使用しなくて済むようになっており、この手術が**花粉症の予防治療としても有効**であることが明らかになっています。

③鼻腔拡大術

鼻腔の構造と機能を保ったまま、**鼻腔そのものを拡大**して通気性を改善するのが「鼻腔拡大術」です。これは海外でも報告のない新しい手術で、身体への負担が少ないことから**日帰り手術**として実施しています。3年ほど前から小児でも行える手術として取り組んでおり、他の手術に比べてまだ実績は少ないものの、鼻づまりに対する従来の手術を大きく上回る効果が確認されています。

④鼻中隔弯曲症の手術

鼻中隔とは、**鼻腔を左右に分ける中央の壁**のことです。鼻中隔が弯曲している際、軟骨や骨を切除して弯曲を矯正する手術を行う場合があります。

鼻中隔弯曲症は鼻づまりの主因の1つとされており、このような手術は古くから鼻づまりに対する有効な治療と考えられてきました。しかし私は、**鼻中隔弯曲症が鼻づまりの主因になることは考えにくい**と感じています。鼻づまりを「両方の鼻から取り込む総通気量の減少がもたらす症状」と考えると、鼻中隔弯曲症は片側の鼻は狭くなる一方で反対側の鼻は広くなるわけですから、鼻中隔弯曲症によって鼻づまりを説明するのは難しいのです。

実際に、鼻中隔が弯曲していても鼻づまりを感じない人は少なくありません。また私の経験では、鼻づまりを訴え、ＣＴ検査で鼻中隔弯曲症が見つかる患者さんはほとんどすべてに慢性鼻炎の所見が認められるのです。ですから私は、鼻づまりが起きる主因は鼻中隔弯曲ではなく慢性鼻炎にあるのではないかと考えています。**慢性鼻炎のある患者さん**の場合、鼻中隔弯曲があるからといって、**この手術だけで鼻づまりが改善する可能性は低い**でしょう。

⑤慢性副鼻腔炎の手術

慢性副鼻腔炎は、自然口と呼ばれる副鼻腔と鼻腔とをつなぐ通路が狭くなり、副鼻腔への空気の出入りが妨げられることによって発病します。慢性副鼻腔炎の手術は、**狭くなった自然口を拡大**する目的で行われるものです。慢性副鼻腔炎をきたしているケースでは、その多くに鼻腔粘膜の肥厚（炎症により厚くなる変化）が見られることから、慢性副鼻腔炎の多くは**慢性鼻炎に起因する二次的な病気**であろうと考えています。近年、これを裏づける海外の論文が増えています（＊9）。

一昔前まで鼻の手術治療は身体への負担が大きいため大人でなければ受けられないのが当たり前で、入院も2～4週間程度は必要とされていました。しかし、内視鏡の導入により身体への負担が少なく安全性の高い手術が可能となったことから、日帰りや1泊程度の入院で鼻の手術治療が受けられるようになり、**小児にも適応可能**となっています。保存的な治療を試みても思うような改善が見られない場合、手術治療を検討することも選択肢の1つでしょう。

3 症状をコントロールしながらうまくつき合っていく

ここまで、鼻づまりを起こす鼻炎の治療法について具体的に見てきました。繰り返しになりますが、鼻炎は完治することがない疾患です。手術治療を行っても、その後にくしゃみや鼻水、鼻づまりが生じることもあります。しかし、手術治療によってベースの状態が改善すれば、鼻洗浄を行ったりステロイドの点鼻薬を使ったりするだけで鼻炎の症状が落ち着くことも多く、症状をコントロールしやすくすることは可能です。

鼻炎を持っている人は「鼻づまりをコントロールしながらうまくつき合っていくこと」、特に**夜間の鼻づまりを解消して睡眠の質を高め、心身のパフォーマンスをアップする**ことを目的に置いて治療を進めていきましょう。

第7章
「睡眠の乱れ」が子どもの心身に与える影響

1 子どもの鼻づまりは気づきにくい

読者のみなさんの中には、お子さんがいる方もたくさんいらっしゃるでしょう。みなさんにお願いしたいのは、お子さんの鼻がつまっていないかをよく観察し、鼻づまりがあるようであれば**治療への取り組みを検討いただきたい**ということです。

ここまで、鼻づまりによって口呼吸が発生すること、睡眠中の鼻づまりが睡眠障害および睡眠呼吸障害をもたらす原因の1つとなって、心身に悪影響を及ぼすことをご説明してきましたが、成長期にある子どもの場合、鼻づまりの影響がより多方面に及ぶ場合があるからです。

子どもの鼻づまりは、なかなか気づきにくいものです。これは、幼い頃から鼻づまりが続いているとその状態がすっかり当たり前になり、**子どもには「自分は鼻がつまっ**

ている」という自覚がないことが多いのが1つの理由です。

当院に来る子どもに「鼻づまりはありますか？」と尋ねても、多くは首を横に振ります。しかし**「昼間に眠くならない？」「走ると息苦しくない？」**などと聞くと、今度は首を縦に振るのです。そしていざ診察したら、典型的な慢性鼻炎の所見が見つかった……というケースは珍しくありません。

鼻炎はよくある疾患でもあり、親御さんがあまり注意を払わないままになっていることもあります。子どもがときどき鼻炎になって、くしゃみや鼻水が出ることに気づいていても、「子どもにはよくあること。わざわざ病院に行くほどでもない」と考えている方も多いのではないでしょうか。

子どもの鼻づまりを発見するには、まず周囲の大人がしっかり様子を観察してあげることが必要です。子どもに鼻づまりの可能性があるかどうかをチェックするためのポイントを押さえましょう。

まずは、あなたのお子さんにこんな症状はないか、図7―1でチェックしてみてください。

図7-1 子どもの鼻づまりチェックリスト

睡眠中、寝起き

- □ いびきをかくことがある
- □ 寝ているときに呼吸が止まることがある
- □ 寝ているとき、うっすら口を開けて呼吸している
- □ 夜中に目を覚ますことがある
- □ 小学生になってもおねしょをすることがある
- □ 朝起きたときにぼーっとしている

日中

- □ 昼間に眠たがる
- □ 口をポカンと開けていることが多い
- □ 運動するとき息切れしやすい
- □ 匂いに鈍感
- □ よく鼻水をかんでいる
- □ よくくしゃみをする

食事中

- □ 食事をよく噛まずに飲み込んでいる
- □ 食事が面倒そうで食べるのに時間がかかる
- □ 食事のときに口を開けたままくちゃくちゃ噛む

身体の状態

- □ あごが小さく、歯並びが悪い
- □ 背が伸びにくい
- □ 前かがみの悪い姿勢をとっている

精神的な状態

- □ 読書など集中することが苦手
- □ 落ち着きがない
- □ 飽きっぽい
- □ キレやすい
- □ 表情が乏しい

乳児

- □ 授乳中に飲むのを休んで口から息を吸っている

詳しくはこの後ご説明していきますが、先にチェックポイントについてざっと見てみましょう。

いびきをかいていたり寝ているときに呼吸が止まったりするのは、睡眠中に鼻づまりを起こしているサインです。また、繰り返しご説明しているように、人間は鼻で呼吸できる状態であれば、原則として口呼吸になることはありません。睡眠中、口を開けて呼吸している場合は鼻がつまっている可能性があると考えられます。

鼻づまりから睡眠障害を起こしていると、眠りが浅くなるため、夜中に目を覚ましやすくなります。朝起きたときにぼーっとしていたり昼間に眠たがったりするのは、睡眠の質の悪さを疑ったほうがいいでしょう。

小学生になっても**おねしょ**をすることがある場合は、深い睡眠のときに脳下垂体から出る抗利尿作用のあるホルモンの分泌が低下している可能性が考えられますから、これも睡眠障害の可能性を示しています。

鼻づまりが日中にも起きているケースでは、口呼吸になるため、**口をポカンと開けている**様子が見られるでしょう。

口呼吸では鼻呼吸よりも酸素を取り込みにくいため、**運動すると息切れしやすい**のも鼻づまりのサインかもしれません。

また食事中に鼻づまりがあれば、鼻呼吸できないために口を閉じてしっかり噛むのが難しくなります。食事を**よく噛まずに飲み込む**、食事が面倒そうで**食べるのに時間がかかる**、口を開けたままくちゃくちゃ噛む様子があれば、鼻づまりの可能性を考えてみてください。

よく**鼻水**をかんでいたり、よく**くしゃみ**をしていたりする場合は、慢性的な鼻炎があるのではないかと考えられます。鼻づまりも起こしているのではないかと疑ったほうがいいでしょう。

あごが小さく歯並びが悪い、背が伸びにくい、前かがみの悪い姿勢をとっているという場合は、**鼻づまりによる発育不良**の可能性も考えられます。

落ち着きがない、飽きっぽい、キレやすい、表情が乏しいといった様子がある場合も、鼻づまりによる睡眠の質の悪化がこうした状態を招く可能性を踏まえ、ほかに鼻づまりを示すポイントがないか観察するといいでしょう。

2 睡眠障害で心身の発達が阻害される可能性

睡眠中に呼吸が停止する呼吸異常を「睡眠時無呼吸症候群」として最初に提唱したスタンフォード大学のクリスチャン・ギルミノーは、１９９８年に小児の睡眠呼吸障害に関する論文を発表しています。その中で鼻づまりと睡眠呼吸障害、さらに身体の発達への影響について言及しているのですが、生まれたばかりのサルを使った実験では、鼻づまりがあごの骨や上気道（鼻から気管の入り口まで）の発育を阻害することが報告されています（＊10）。

このような現象は人間の子どもでも確認されており、アデノイドや鼻炎による鼻づまりが治療されないままだと、あごの骨、舌、のどの筋肉、さらに下あごとのどの間にある舌骨などの成長が阻害されてしまいます（＊11）。のどを含めた上気道が狭くなるわけですから、これは大人になってからの睡眠呼吸障害のリスクを高める要因になります。

さらにギルミノーは、**睡眠時の呼吸障害によるエネルギーの過度な消費がインスリンの活性や成長ホルモンの分泌を乱し、身体の成長が抑制される**という図式を報告しています。論文では、睡眠呼吸障害が見られる小児は、まず鼻炎やアデノイドなど鼻づまりの原因を取り除き、**鼻からの呼吸を取り戻すことを第一に考えなければならない**と結論づけています。

ギルミノーが論文で示したことについては、私自身、**小児の鼻づまり治療に取り組む中で実感**しています。

前章でご説明したように、かつての鼻の手術治療は身体への負担が大きく、2～4週間程度の入院が必要になるのが当たり前でした。

小児の場合、出血をはじめとする手術の負担に耐えるのが難しく、合併症が起きやすいといえます。手術には全身麻酔が必要なため、小児についてはそのリスクも慎重に考える必要がありますし、術後も治療が続く中、小さな子どもの場合は術後処置への協力が得られにくいことも考慮しなければなりません。このようにいくつかのハードルがあることから、長きにわたり「鼻の手術治療を子どもに対して行うのは難しい」というのが一般的な考えであったと思います。

しかし、現在では全身麻酔や全身管理法が進化しています。また、麻酔や手術に伴う合併症のリスクの程度は手術によって左右されるものであり、出血の少ない手術、短時間に完了する手術、体への負担の少ない手術であれば、手術に伴うリスクはきわめて低いといってよいでしょう。

私は鼻炎の手術治療の改善を進め、身体への負担が少なくより安全な方法を工夫しました。そして2000年頃から、特に重い鼻づまりがある小児を対象に手術治療を行うようになったのです。

それまで鼻づまり治療からこぼれおちていた小児を対象に手術治療を行うようになってわかったのは、**鼻づまりが子どもたちに睡眠障害をもたらしていること、睡眠障害により心身の発達が阻害されているケースが非常に多い**ということです。

3 鼻づまり改善で変化が起こった3事例

治療によって鼻づまりが改善した子どもの保護者の方からは、「夜に何度も起きていた子どもが、朝まで熟睡できるようになった」「寝起きにぼんやりすることがなくなった」などと聞くことが少なくありません。子どもは日々成長するため鼻づまりの改善が変化のすべてを説明するわけではありませんが、治療後に身長が急に伸びた、集中力が高まった、運動能力が高まったというケースも多くあります。さらに、キレやすかったりイライラしやすかったりする子どもだったのが鼻づまりの治療後に**落ち着き**を見せたり、**夜尿症が改善・消失**したケースもあるのです。ここでは3人のお子さんのケースを紹介しましょう。

ケース①呼吸がしやすくなり泳げる距離が伸びた小学生Bさん

9歳のBさんは、3歳ぐらいからよだれがひどく、口呼吸をしていました。通っていた病院では「アデノイドのために口呼吸になっているのではないか。緊急性はないので様子を見たほうがいい」といわれていたといいます。

しかしよだれはその後も続き、鼻から呼吸をしている様子はまったくないままでした。幼稚園の頃は、先生から**「話しかけているのにあまり聞いていない」**と注意されたこともあったそうです。

当院を受診した頃は夜間にいびきがあり、寝起きはのどの渇きもあったほか、寝起きが悪く起こしてもなかなか起きられないなど、夜間の鼻づまりによって睡眠呼吸障害を起こしていると考えられました。日中も口を開けたままで鼻では呼吸ができていませんでしたが、Bさん本人には鼻がつまっているという感覚はないといいます。そもそも「鼻がつまっていない状態」がどのようなものなのかがわからない様子でした。

鼻づまりの治療後3カ月の時点で、まず変化があったのは睡眠の様子です。親御さんのお話では、いびきをかかなくなり、口を閉じて鼻で呼吸できるようになったのだそうです。睡眠時間が十分であれば**自分でパッと起きられる**ようにもなりました。このほか、術後は集中力が増し、特に歴史など好きな教科の本は長時間、集中して読む様子が見られるようになったといいます。また、通っている**スイミングスクールでは、呼吸がしやすくなったことで泳げる距離が一気に伸び、**「手術前は25メートルちょっとだったのが、手術後は50メートル泳げるようになった」とBさん。「鼻で息がしやすくなって、友だちとボールで遊んでいるときに投げるボールが速くなったし、強いボールでも取れるようになった」と元気に報告してくれました。

ケース②キレやすさがなくなった小学生Cさん

歯科矯正をしようとして、**歯科医師から「鼻で呼吸をしていない」と指摘**されて当院にやってきたCさん（9歳）も、重い鼻づまりがあり、睡眠障害を起こしているようでした。親御さんのお話では、寝つきが悪く、**夜中に家族が帰宅する音で起きてしまうほど眠りが浅い**上、寝ている間はいびきをかいているといいます。また「口を開けて寝ていることが気になってテープで口を止めてみたことがあるが、すぐにはがしてしまった」そうです。

日中の様子からも、睡眠がきちんととれていないことがうかがえました。**日中によくあくび**をしており、学校の先生から「眠そうにしている」といわれることもあったそうです。また、Cさんは発達障害が見られ、特別支援クラスに通っているとのことだったのですが、その送迎車に乗るとすぐに寝てしまう状態で、宿題に取り組むときもすぐ「眠い」というのが常でした。ほかにも、キレやすかったり落ち着きがなかったり、といった様子が親御さんは気になっていたようです。

そこで鼻づまりの手術治療を行うと、Cさんに**さまざまな面で変化が見られた**のです。

術後3カ月の時点で、まず夜間はいびきをまったくかかなくなり、途中で目を覚ますこともなく**朝までぐっすり眠れる**ようになりました。すると特別支援クラスの送迎車に乗ったときに眠ることや、授業中に眠気が出ることもなくなりました。

親御さんが感じた変化で大きかったのは、集中力が増し、**キレやすさがなくなった**ことだといいます。また、手術前は運動があまり好きではなく、少し走るとすぐに「疲れた」ということが多かったというCさんですが、手術後は「疲れた」といわなくなり、旅行先ではプールでたくさん遊んだりアスレチック遊具の難易度が高いコースに挑戦してひとりで渡り切ったりする様子も見られたそうです。親御さんは、「前向きになり、**積極性**も出てきた。大きな変化を目の当たりにして、鼻呼吸の大切さを実感している」と話してくださいました。

ケース③集中力が増した中学生Dさん

幼い頃から鼻がつまることが多く、日中も寝ているときも口呼吸だったというDさん（15歳）。就寝中はいびきをかいており、朝はなかなか起きられないので、親御さんは**「寝足りないのかな」と思っていた**といいます。

中学生になると、静かな場所で勉強するときに**自分の口呼吸の音が気になる**ようになったほか、ソフトテニス部では口呼吸のため試合中に苦しさを感じることもありました。学校から帰って夕食をとるとそのまま転がって寝てしまうことも多かったといいます。親御さんから見ると、常に口を開けていることや、集中力に欠けるように見えることが気になっていたそうです。

Dさんのケースでは、1度の手術だけでは鼻づまりの改善が十分ではなかったため、2度にわたり手術治療を行いました。

2度目の手術から1年半が過ぎた時点で様子をうかがったところ、睡眠については就寝中に口を開けて寝ることがなくなっただけでなく、いままでは**眠りに入るまでが苦しかった**のが、鼻呼吸できるようになって苦しさがなくなったといいます。**寝つきがよくなり、スッキリ起きられる**日が増え、夕食後にそのまま寝てしまうこともなくなったそうです。

「以前は長距離を走るときも口で息を吸わなければならず、のどが痛くなることもありましたが、手術後は**毎日の部活動の練習が楽**になりました。自分が持っている体力や技術をちゃんと出せるようになったという実感があります。勉強中も、だいぶ集中できていると感じます」

Dさんは、手術前に比べて5教科（5段階評定）すべてで3〜4段階、成績がアップしたそうです。

Bさん、Cさん、Dさんのケースは特別な事例ではなく、鼻づまりを改善することによって大きな成長や発達を見せてくれる子どもはたくさんいます。**脳の発育が完了するのは12〜14歳頃**といわれていますが、**発育途中の時期に睡眠障害を放置することは、取り返しのつかない問題につながる可能性**があることを多くの方に知っていただきたいと思っています。

鼻づまりによる睡眠障害が子どもの発育にどのような弊害をもたらす可能性があるのか、以下、詳しく見ていきましょう。

4 睡眠障害と脳の関係

『眠りで育つ子どもの力』（白川修一郎、東京書籍）によれば、鼻づまりが引き起こす睡眠障害は、前頭葉と頭頂葉の働きに大きく影響します。**睡眠不足の人の脳では、前頭葉と頭頂葉の脳血流量が不足**していることが確認されています。

前頭葉と頭頂葉は人間が進化の過程で発達させてきた「新しい脳」で、サルと比べて大脳皮質に占める割合が極端に大きいことからも示されるように、**「人間らしさ」にもっともかかわっている**部分です。具体的には、注意力、集中力、短期記憶、認知、情動、動機付け（意欲・やる気）、人の心を推し量る能力など、人間としての非常に重要な部分を前頭葉と頭頂葉が担っています。

この領域は睡眠不足の影響を受けやすいことが知られており、特に小児では前頭葉が十分に発達していないため、**睡眠不足がただちに前頭葉の機能不全**として現れま

図 7-2　前頭葉と頭頂葉

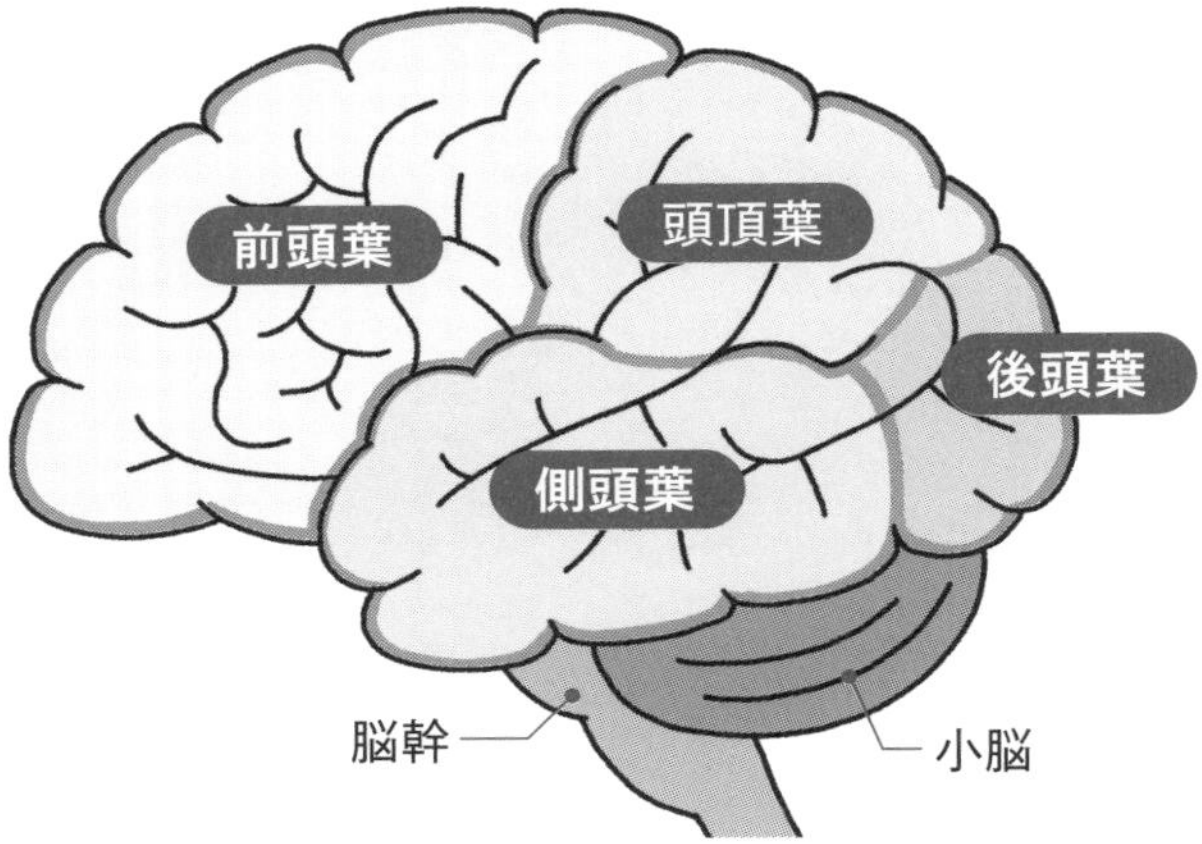

す。**学習面に問題**が見られるほか、「集中力が続かない」「気が散りやすい」「忘れっぽい」「落ち着きがない」「じっとしていられない」「思いつくと後先考えずにすぐに行動に移してしまう」といったことに困るケースもあります（＊12）。

実は、鼻づまりで来院する子どもの中には、発達障害の1つであるADHD（注意欠陥・多動性障害）を疑われているケースが少なからずあります。厚生労働省のサイトには、発達障害について「自閉症、アスペルガー症候群、注意欠如・多動性障害（ＡＤＨＤ）、学習障害、チック障害、吃音（症）などが含まれます。これらは、生まれつき脳の一部の機能に障害があるという点が共通しています」という記述がありますが、このうちＡＤＨＤは、集中力が続かない、気が散りやすい、忘れっぽいといった**「不注意」**、落ち着きがない、じっとしていられないといった**「多動性」**、思いつくと後先考えずにすぐに行動に移してしまう**「衝動性」**を特徴とします。ＡＤＨＤの特徴は、鼻づまりによって睡眠障害になり前頭葉の機能不全を起こしているケースと共通するところが多いことにお気づきでしょうか？　実際、**鼻づまりを改善して睡眠不足状態が解消**されると、ＡＤＨＤではないかと疑われるような症状が消失する子どももいます（＊13）。

先にご紹介したＣさんのケースでは、鼻づまりの治療後に集中力が高まり、キレやすさが消え、前向きになり、積極性も出てくるといった変化がありました。このような変化を見せる子どもは少なくありません。「常に動き回っていて、まるで野生動物のようだった」という3歳の子どもが、鼻の洗浄などによって鼻づまりが解消されると多動が治まった、といったケースもあります。

子どもの睡眠不足とＡＤＨＤの関係については、第１章で参照した『Why We Sleep:The New Science of Sleep and Dreams』（邦題『睡眠こそ最強の解決策である』マシュー・ウォーカー）でも触れられています。

以下、同書から引用します。

「ＡＤＨＤと診断された子どもは、落ち着きがなく、気分の変化が大きく、気が散りやすい。学校の授業に集中するのが困難で、うつ病や希死念慮のリスクが高くなる」

「この症状だけを見て、ＡＤＨＤという病名がついていなかったら、寝不足の症状とまったく同じだということに気づくだろう。寝不足の子どもを病院へ連れていき、寝不足のことは知らせず症状だけを説明したら、医師は間違いなくＡＤＨＤと診断し、その薬を処方するはずだ」

ウォーカーは、ＡＤＨＤに関連して**小児の睡眠時無呼吸症候群**についても考察しています。

「脳に酸素が十分に行きわたらず、子どもは呼吸を回復するために、夜中に何度も目を覚ます。その結果、貴重な深いノンレム睡眠が阻害されるのだ。この睡眠時無呼吸症候群による睡眠不足は毎晩起こり、それが数ヵ月、ときには数年も続くことになる」「慢性的な睡眠不足の状態が長く続くと、気性、認知力、情動、学業成績などの面で、さらにADHDの症状に酷似してくる。幸運にも睡眠障害と正しく診断され、扁桃腺（原文ママ。正確には「口蓋扁桃」）を切除する手術を受けた子どもは、たいていADHDではなかったということが証明される。手術で睡眠が改善すると、ADHDの症状がすっかり消えるからだ」

同書によれば、**最近の調査や臨床データから、ADHDと診断される子どもの3%以上は実際には睡眠障害だと推定されている**そうです。

年齢が低いほど、鼻づまりによる脳の発達への影響は深刻です。ご家族の方は、子どもに不注意や多動性、衝動性や「喜怒哀楽が激しい・乏しい」「よく癇癪を起こす」「何事にもやる気がない」といった面が見られるようであれば、よく様子を観察し、鼻づまりが疑われる場合は受診の検討をおすすめします。

5 いびきをかく子は成績が悪い?!

子どもが持つ能力を存分に発揮させてあげるため、鼻づまりの改善は重要なカギとなります。鼻づまりによる睡眠呼吸障害は、子どもの成績を下げるリスクもあるからです。

たとえば、小児のいびきと学業成績の関連性についてドイツとオーストリアの小学生1144人を対象とした興味深い報告があります(*14)。この報告によれば、睡眠中にいびきをかいている小児は学業成績が低下するリスクが正常な小児の2倍で、いびきの頻度が高いほどこのリスクが高まるというのです。

この報告では、学業成績と夜間の酸素摂取量の減少について、因果関係を証明することはできていません。しかし、成人の睡眠時無呼吸症候群に見られる日中の脳活動の低下について、夜間の酸素摂取量の減少と睡眠障害が原因であるという見解は、すでに別の報告で示されています（＊15）。

また、**米国ルーイヴィル大学**で実施された**13～14歳の子ども1588人**を対象とした調査では、小児の睡眠呼吸障害が脳の活動を低下させるだけでなく、脳自体の発育を阻害する危険性も報告されています（＊16）。同調査によれば、**成績が下位の子どもは、高い確率で6歳以前にいびきの既往症**があったといい、幼小児期の睡眠呼吸障害による低酸素症（夜間の酸素摂取量の減少）がおよぼす脳神経系へのダメージは、**成長後の学習能力にも悪影響を与え続ける**可能性があると結論づけています。

先にご紹介したDさんは鼻づまりの治療後に成績を大きく伸ばすことができましたが、これは本来Dさんが持っている力を十分に発揮できるようになったからだといっていいでしょう。

子どもは、社会の将来を担う存在です。もし、鼻づまりのために子どもたちが生まれながらに持つ能力を開花させることができないとすれば、それは**社会にとって大きな損失**になるのではないかと思います。

6 「寝る子は育つ」という真理

子どもの身体の大きさや発育のスピードはもちろん一人ひとり異なります。さらに、身体の発育の遅れに関しては、一般的にさまざまな原因が考えられるものであり、いたずらに親御さんの不安をあおることは厳に慎むべきと考えます。

鼻専門医という私の立場からいえるのは、鼻と睡眠、そして身体の発達が関係する可能性です。再々お伝えしているように、鼻づまりによって睡眠呼吸障害が生じれば、睡眠障害による慢性的な寝不足状態を招くことにつながります。そして睡眠不足になれば、子どもの身体の発達は阻害されます。

「寝る子は育つ」といいますが、**十分な睡眠は子どもの発育にとって欠かせない**ものなのです。

睡眠呼吸障害が発育を阻害するのは、**ホルモン分泌をコントロールする視床下部や**

脳下垂体の機能が、睡眠障害によって低下するのが1つの理由です。睡眠中、脳下垂体からは成長ホルモンが分泌されています。成長ホルモンは子どもの身長を伸ばしたり、ケガを修復したり、筋肉をつけたり、疲労を回復させたりするために必要なものであり、睡眠不足になって成長ホルモンの分泌が不足すれば、小児の身体の発育を遅らせることになるわけです。私は「鼻づまりの治療の後に急に身長が伸びた」という子どもをたくさん見てきましたが、これは成長ホルモンが正常に分泌されるようになったからではないかと考えています。

なお、睡眠中の脳下垂体からは、抗利尿作用のあるバソプレッシンというホルモンも分泌されます。睡眠障害によりバソプレッシンの分泌が影響を受けると、夜尿症につながることもあります。実際、鼻づまりで来院する小児の中には、**小学生になってもおねしょが治っていない**ケースが少なからずあり、鼻づまりの治療後はおねしょが止まることが多いのです。背が伸びにくいなどお子さんの発育に不安のある方や、おねしょが治らないことを心配している方は、「鼻」が原因の可能性も考えられます。一度、お子さんに鼻づまりがないかどうかを確認していただきたいと思います。

7

口呼吸では不活発になりがち

鼻づまりのある子どもの親御さんにふだんの生活の様子についてうかがっていると、**「うちの子は運動が苦手」「家でぼーっとしていることが多い」「ゴロゴロしてばかりいる」**などと聞くことが少なくありません。

もちろん運動が得意ではない子どもや活動的ではない子どもはいるものですが、なかには、鼻づまりが改善すると元気に走り回るようになるケースもあります。

先にご紹介したBさんは泳げる距離が一気に伸び、ボールを投げるスピードが速くなったと教えてくれましたし、Cさんも手術前は身体を動かすのが好きではない様子だったのに、手術治療をすると活発に動けるようになりました。Dさんも、部活動で長距離を走ることができるようになっています。

このような変化が起きるのは、珍しいことではありません。おそらく、鼻づまりがあると**血液中の酸素濃度が低下**してしまうこと、**睡眠不足が運動機能を低下**させることが理由ではないかと考えられます。

第2章でご紹介した、鼻が持つ呼吸器としての役割を思い出してください。鼻腔や副鼻腔の粘膜は一酸化窒素を産出しており、この一酸化窒素には肺の血管を広げて酸素を効率よく血管内に移行させる働きがあります。口呼吸ではこの機能が働かないため、鼻からの呼吸と比べると口呼吸では血中の酸素濃度が低くなることがわかっています。**口呼吸で運動するのは高地トレーニングをしているようなもの**といえますから、疲れやすくなったりパフォーマンスが発揮できなくなったりするのも無理はないのです。

また、長期的に鼻づまりが改善されない状態が続くと、**姿勢も悪く**なります。これは、口呼吸するときはのどが狭くなるため、空気が流れやすいよう胸を引っ込めて首を突き出した姿勢になるからです。このような姿勢では**胸郭の発育が阻害**されますし、呼吸に必要な筋肉も発達しづらくなります。運動をするときに必要な呼吸がしにくくなれば、**「運動が苦手な身体」**になっていってしまいます。

睡眠不足が運動機能を低下させるのは、脳の中で運動機能を担う部分の機能が低下するためではないかと思います。

これも先にご説明しましたが、睡眠不足は脳の前頭葉と頭頂葉の機能に大きな影響を与えます。実は、頭頂葉の一部である前頭連合野は、**身体の感覚情報から空間の位置を把握したり、複雑な動作をしたりする働き**を担っているのです。鼻づまりによる睡眠呼吸障害があり、睡眠不足状態が常態化して前頭連合野の機能が低下すれば、運動のために不可欠な「三次元での物体の上下・遠近の判断」や「視覚による物体の追跡」を行う能力などが悪影響を受ける可能性があります。

子どもが身体を動かすのをいやがるのは、もしかすると、鼻づまりがあって身体が疲れやすかったり、思うように身体を動かせなかったりするからかもしれません。**運動するときに息切れしやすい**といった様子が見られるようであれば、鼻づまりの可能性も考えてみたほうがいいでしょう。

8 「歯科矯正の前に鼻の治療」の時代

近年、当院には「矯正治療をしようとしたら、**歯科医師から『まず鼻づまりの治療をしてください』**といわれて……」といって子どもを連れてくる親御さんが増えています。

本章の冒頭で少し触れたように、鼻づまりがあると子どものあごの発達が妨げられることがわかっています（＊17）。あごが発達しないと歯が収まりきらなくなるため、歯並びはどうしても悪くなります。**「鼻づまりは歯並びを悪くする」**のです。発育途上にある子どもの場合、鼻づまりによってあごの発達が遅れているのであれば、矯正治療の前にまず必要なのは鼻づまりの治療ということになります。

歯科医師が「矯正治療の前に鼻づまりの治療を」というのには、もう1つ理由があります。それは、鼻づまりで口呼吸になっていて**いつも口を開けたままの状態では、矯正**

治療がうまく進まないからです。口を閉じていられるようにならなければ、矯正治療もままならないというわけです。親御さんの中には、「口を閉じられるようになってから連れて来てください」といわれ、初めて子どもが鼻呼吸できていないことに気づいて耳鼻科に駆け込んだという方もいます。

あごの骨の発育に障害があって歯並びが悪くなっている子どもの場合、鼻炎はかなり重いことが多いといえます。子どもの歯並びが気になる場合は、一度、鼻づまりがないかどうかを確認してみてください。

9 子どもの「鼻洗浄」の注意点

ここまで見てきたように、鼻づまりの弊害、特に子どもの発育に及ぼす悪影響について知れば、「たかが鼻づまり」と考えて放置しないほうがよいことがおわかりいただけるでしょう。

お子さんの鼻がつまっているかもしれないと感じたら、第5章でご紹介した鼻洗浄など、改善法を試してみることをおすすめします。**鼻洗浄は、鼻をかむことができるようになっていれば幼児でも行うことができます。**

基本的な洗浄方法は大人と同様です。簡単に復習しておきましょう。

①ぬるま湯で体液と同じ浸透圧の洗浄水（生理食塩水）をつくる

②容器に洗浄水を入れ、顔を下に向ける。右の鼻を洗うときは右耳が上になるよう

図7-3　容器をにぎって圧力をチェックする

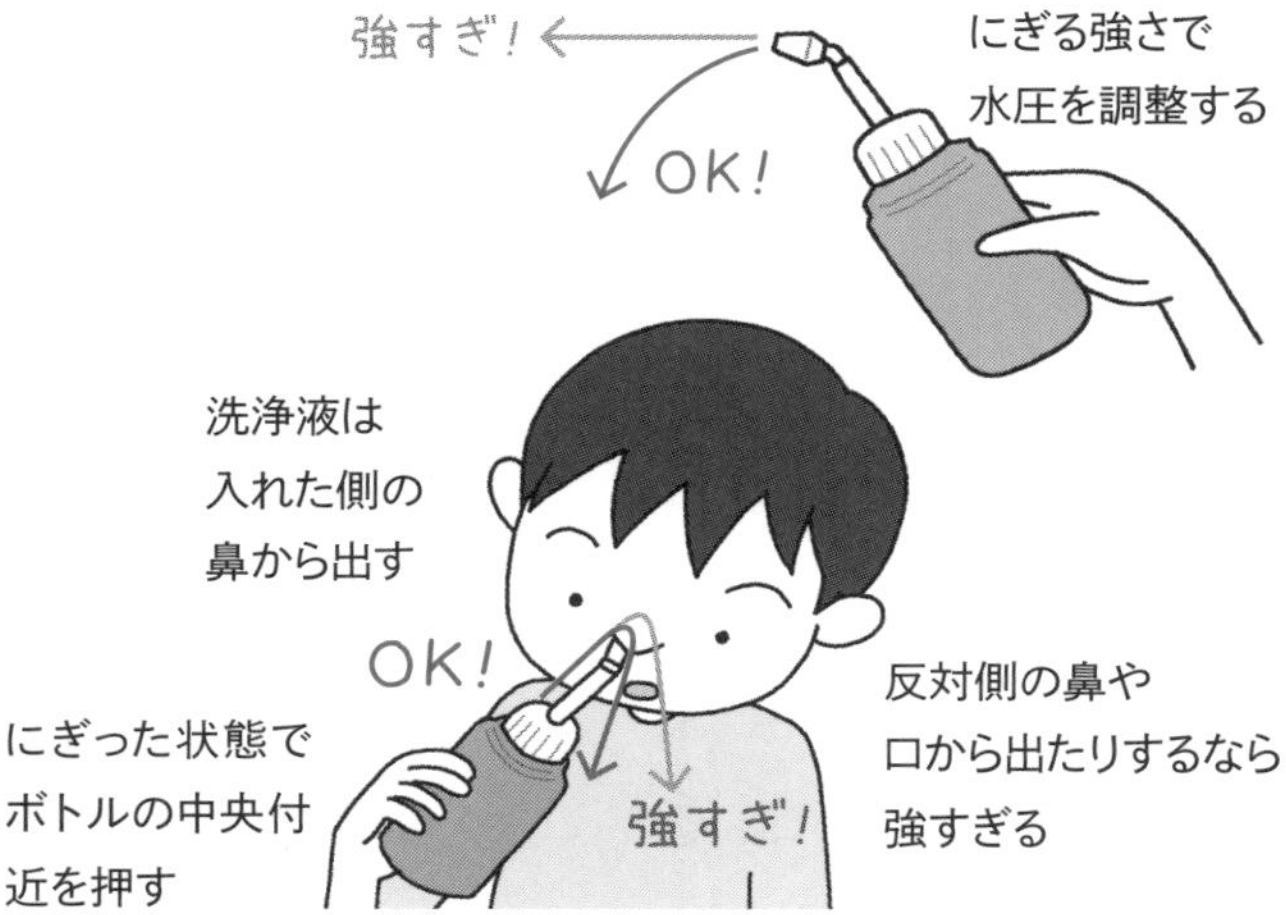
強すぎ!
にぎる強さで
水圧を調整する
OK!
洗浄液は
入れた側の
鼻から出す
OK!
反対側の鼻や
口から出たりするなら
強すぎる
にぎった状態で
ボトルの中央付
近を押す
強すぎ!

に、左の鼻を洗うときは左耳が上になるように、首をかしげる

③容器の中の洗浄水を鼻の中に優しく送り込む。圧力のかけすぎに注意し、右の鼻から入れた洗浄水が左の鼻から出てきたり、鼻に入れた洗浄水がのどに流れたりしないようにする

④洗い終わったら、片方ずつ優しく鼻をかむ

子どもが鼻洗浄するときは、顔の向きなどを**保護者の方が丁寧に教えて**あげてください。私どものクリ

図 7-4 子どもの症状の改善率（手術前と術後3カ月）

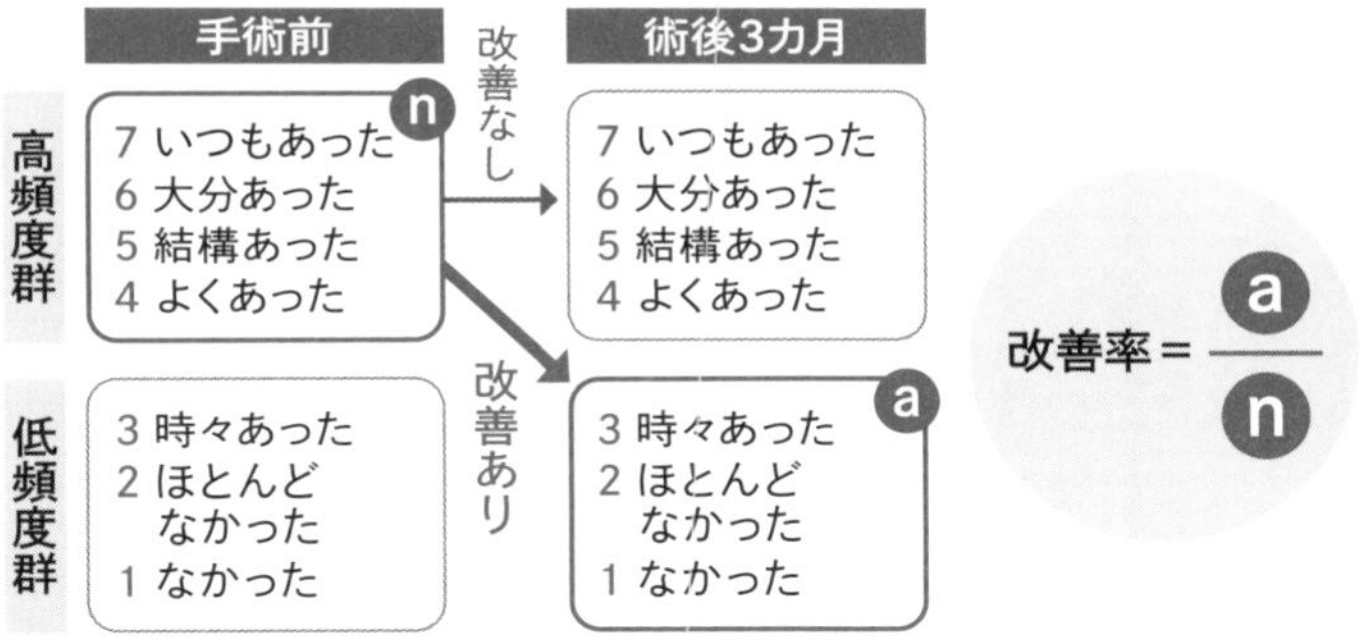

アンケート項目	n（人）	改善率（%）
睡眠中口呼吸	70	87
いびき	44	95
歯ぎしり	16	100
無呼吸	9	100
寝返り	51	73
夜間覚醒	23	100
夜尿	7	86
寝起きの悪さ	57	72
日中口呼吸	61	77
日中眠気	41	68
集中力欠如	62	76
感情の不安定性	22	82
反抗的	26	62
落ち着きのなさ	38	63
運動時の息苦しさ	33	85
鼻かみ	70	73
風邪のひきやすさ	23	87
食事中の苦しさ	38	89
嗅覚障害	36	89

当院で手術を受けた小児症例の術前に見られた症状とその改善率（術後3カ月）。
2013年1月～2014年2月／93例

ニックで小児に鼻洗浄の方法を説明する際は、実際に鼻洗浄専用の容器をにぎってもらい、どのくらいの強さでにぎれば程よい圧力で洗浄水が出てくるのかを体感してもらったりしています。

みなさんがご家庭で行う際は、保護者の方が鼻洗浄を試した上で適度な圧力がどれくらいかを確認し、**子どもにも容器をにぎらせて洗浄水を出す圧力を一緒に確認**するとよいでしょう。

図7—4は、私どものクリニックで鼻づまりの手術治療を受けた子どもについて、術前に見られた症状と術後3カ月での改善率を示したものです。手術治療に進むほどの重い鼻づまりであっても、治療による改善は見込めます。

「ウチの子どもも、鼻づまりかも……」と思った方は、1日も早くお子さんが正常な鼻呼吸を取り戻せるよう、改善策に取り組んでみていただければと思います。

1)
Craig TJ, Teets S, Lehman EB, Chinchilli VM, Zwillich C. Nasal congestion secondary to allergic rhinitis as a cause of sleep disturbance and daytime fatigue and the response to topical nasal corticosteroids. J Allergy Clin Immunol. 1998;101(5):633-637. doi:10.1016/s0091-6749(98)70171-x
Rappai M, Collop N, Kemp S, deShazo R. The nose and sleep-disordered breathing: what we know and what we do not know. Chest. 2003;124(6):2309-2323. doi:10.1378/chest.124.6.2309
Ferguson BJ. Influences of allergic rhinitis on sleep. Otolaryngol Head Neck Surg. 2004;130(5):617-629. doi:10.1016/j.otohns.2004.02.001
Georgalas C. The role of the nose in snoring and obstructive sleep apnoea: an update. Eur Arch Otorhinolaryngol. 2011;268(9):1365-1373. doi:10.1007/s00405-010-1469-7
Migueis DP, Thuler LC, Lemes LN, Moreira CS, Joffily L, Araujo-Melo MH. Systematic review: the influence of nasal obstruction on sleep apnea. Braz J Otorhinolaryngol. 2016;82(2):223-231. doi:10.1016/j.bjorl.2015.05.018
Fried J, Yuen E, Li A, et al. Rhinologic disease and its impact on sleep: a systematic review [published online ahead of print, 2020 Dec 4]. Int Forum Allergy Rhinol. 2020;10.1002/alr.22740. doi:10.1002/alr.22740

2)
Fitzpatrick MF, McLean H, Urton AM, Tan A, O'Donnell D, Driver HS. Effect of nasal or oral breathing route on upper airway resistance during sleep. Eur Respir J. 2003;22(5):827-832. doi:10.1183/09031936.03.00047903

3)
Matsumoto T, Murase K, Tabara Y, et al. Impact of sleep characteristics and obesity on diabetes and hypertension across genders and menopausal status: the Nagahama study. Sleep. 2018;41(7):10.1093/sleep/zsy071. doi:10.1093/sleep/zsy071

4)
Georgalas C. The role of the nose in snoring and obstructive sleep apnoea: an update. Eur Arch Otorhinolaryngol. 2011;268(9):1365-1373. doi:10.1007/s00405-010-1469-7

5)
McNicholas WT. The nose and OSA: variable nasal obstruction may be more important in pathophysiology than fixed obstruction. Eur Respir J. 2008;32(1):3-8. doi:10.1183/09031936.00050208

6)
Ibrahim N, Tyler MA, Borchard NA, Rathor A, Nayak JV. Nasal vestibular body treatment for recalcitrant nasal obstruction. Int Forum Allergy Rhinol. 2020;10(3):388-394. doi:10.1002/alr.22463

7)
Casale M, Moffa A, Cassano M, et al. Saline nasal irrigations for chronic rhinosinusitis: From everyday practice to evidence-based medicine. An update. Int J Immunopathol Pharmacol. 2018;32:2058738418802676. doi:10.1177/2058738418802676
Succar EF, Turner JH, Chandra RK. Nasal saline irrigation: a clinical update. Int Forum Allergy Rhinol. 2019;9(S1):S4-S8. doi:10.1002/alr.22330
Liu L, Pan M, Li Y, Tan G, Yang Y. Efficacy of nasal irrigation with hypertonic saline on chronic rhinosinusitis: systematic review and meta-analysis. Braz J Otorhinolaryngol. 2020;86(5):639-646. doi:10.1016/j.bjorl.2020.03.008

8)
Sonoda S, Murakami D, Saito Y, et al. Long-term effectiveness, safety, and quality of life outcomes following endoscopic posterior nasal neurectomy with submucosal turbinectomy for the treatment of intractable severe chronic rhinitis [published online ahead of print, 2021 Jan 11]. Auris Nasus Larynx. 2021;S0385-8146(20)30331-X. doi:10.1016/j.anl.2020.12.009
Wang L, Chen M, Xu M. Effect of posterior nasal neurectomy on the suppression of allergic rhinitis. Am J Otolaryngol. 2020;41(3):102410. doi:10.1016/j.amjoto.2020.102410

Yan CH, Hwang PH. Surgical Management of Nonallergic Rhinitis. Otolaryngol Clin North Am. 2018;51(5):945-955. doi:10.1016/j.otc.2018.05.010

9)
Badr DT, Gaffin JM, Phipatanakul W. Pediatric Rhinosinusitis. Curr Treat Options Allergy. 2016;3(3):268-281. doi:10.1007/s40521-016-0096-y
Hoffmans R, Wagemakers A, van Drunen C, Hellings P, Fokkens W. Acute and chronic rhinosinusitis and allergic rhinitis in relation to comorbidity, ethnicity and environment. PLoS One. 2018;13(2):e0192330. Published 2018 Feb 5. doi:10.1371/journal.pone.0192330

10)
Guilleminault C, Pelayo R. Sleep-disordered breathing in children. Ann Med. 1998;30(4):350-356. doi:10.3109/07853899809029934

11)
Harvold EP, Tomer BS, Vargervik K, Chierici G. Primate experiments on oral respiration. Am J Orthod. 1981;79(4):359-372. doi:10.1016/0002-9416(81)90379-1
Tomer BS, Harvold EP. Primate experiments on mandibular growth direction. Am J Orthod. 1982;82(2):114-119. doi:10.1016/0002-9416(82)90490-0

12)
Shapiro PA. Effects of nasal obstruction on facial development. J Allergy Clin Immunol. 1988;81(5 Pt 2):967-971. doi:10.1016/0091-6749(88)90162-5
Zheng W, Zhang X, Dong J, He J. Facial morphological characteristics of mouth breathers vs. nasal breathers: A systematic review and meta-analysis of lateral cephalometric data. Exp Ther Med. 2020;19(6):3738-3750. doi:10.3892/etm.2020.8611

13)
Gozal D, Pope DW Jr. Snoring during early childhood and academic performance at ages thirteen to fourteen years. Pediatrics. 2001;107(6):1394-1399. doi:10.1542/peds.107.6.1394
Urschitz MS, Guenther A, Eggebrecht E, et al. Snoring, intermittent hypoxia and academic performance in primary school children. Am J Respir Crit Care Med. 2003;168(4):464-468. doi:10.1164/rccm.200212-1397OC

14)
Urschitz MS, Guenther A, Eggebrecht E, et al. Snoring, intermittent hypoxia and academic performance in primary school children. Am J Respir Crit Care Med. 2003;168(4):464-468. doi:10.1164/rccm.200212-1397OC

15)
Bédard MA, Montplaisir J, Richer F, Malo J. Nocturnal hypoxemia as a determinant of vigilance impairment in sleep apnea syndrome. Chest. 1991;100(2):367-370. doi:10.1378/chest.100.2.367
Cheshire K, Engleman H, Deary I, Shapiro C, Douglas NJ. Factors impairing daytime performance in patients with sleep apnea/hypopnea syndrome. Arch Intern Med. 1992;152(3):538-541.

16)
Gozal D, Pope DW Jr. Snoring during early childhood and academic performance at ages thirteen to fourteen years. Pediatrics. 2001;107(6):1394-1399. doi:10.1542/peds.107.6.1394

17)
Moss ML. The functional matrix hypothesis revisited. 1. The role of mechanotransduction. Am J Orthod Dentofacial Orthop. 1997;112(1):8-11. doi:10.1016/s0889-5406(97)70267-1
Trabalon M, Schaal B. It takes a mouth to eat and a nose to breathe: abnormal oral respiration affects neonates' oral competence and systemic adaptation. Int J Pediatr. 2012;2012:207605. doi:10.1155/2012/207605

【著者略歴】

黄川田 徹（きかわだ・とおる）

医師。医療法人社団アドベント理事長
鼻のクリニック東京理事長
医学博士（東京大学）、American Rhinologic Society会員。
1948年岩手県陸前高田市生まれ。1974年岩手医科大学卒業、1974年東京大学医学部耳鼻咽喉科助手、1979年松戸市立病院耳鼻咽喉科医長、1983年浜松医科大学耳鼻咽喉科講師、1983〜1985年ドイツErlangen大学HNO-Klinik留学。1991年「サージセンター浜松」、2006年「サージセンター名古屋」を開設。2008年「東京サージクリニック」を東京都中央区に開設する（2012年「鼻のクリニック東京」に改名）。「鼻治療のスペシャリスト」として日々の診療のほか、メディアへの登場も多数。
著書に『こんなに怖い鼻づまり！』（ちくま新書）、『鼻のせいかもしれません』（筑摩書房）など。
鼻のクリニック東京：https://nose-clinic.jp/

鼻専門医が教える「熟睡」を手にする最高の方法

2021年3月15日　第1刷発行

著者　黄川田 徹
©Toru Kikawada,2021

発行者　白石 賢

発行　日経BP
日本経済新聞出版本部

発売　日経BPマーケティング
〒105-8308 東京都港区虎ノ門4-3-12

印刷・製本　中央精版印刷

ISBN978-4-532-32390-5